许尤佳 教授 告诉你：

孩子好体质是养出来的

许尤佳 / 著

南方出版传媒

广东科技出版社 | 全国优秀出版社

·广 州·

图书在版编目（CIP）数据

许尤佳教授告诉你：孩子好体质是养出来的 / 许尤佳
著 . —广州：广东科技出版社，2021.8
ISBN 978-7-5359-7645-1

Ⅰ . ①许… Ⅱ . ①许… Ⅲ . ①中医儿科学 Ⅳ① R272

中国版本图书馆 CIP 数据核字（2021）第 081465 号

许尤佳教授告诉你：孩子好体质是养出来的
Xu Youjia Jiaoshou Gaosu Ni： Haizi Haotizhi Shi Yangchulaide

出 版 人：朱文清
策划编辑：高　玲
责任编辑：高　玲　杜怡枫
特约编辑：陈　喆
封面设计：十　一
内文设计：符树生
责任校对：李云柯
责任印制：彭海波
出版发行：广东科技出版社
　　　　　（广州市环市东路水荫路 11 号　邮政编码：510075）
销售热线：020-37592148/37607413
http://www.gdstp.com.cn
E-mail: gdkjcbszhb@nfcb.com.cn
经　　销：广东新华发行集团股份有限公司
印　　刷：广州市彩源印刷有限公司
　　　　　（广州市黄埔区百合三路 8 号　邮政编码：510700）
规　　格：787mm×1092mm　　1/16　印张 13　字数 260 千
版　　次：2021 年 8 月第 1 版
　　　　　2021 年 8 月第 1 次印刷
定　　价：69.80 元

如发现因印装质量问题影响阅读，请与广东科技出版社印制室联系调换（电话：020-37607272）。

目 录

Contents

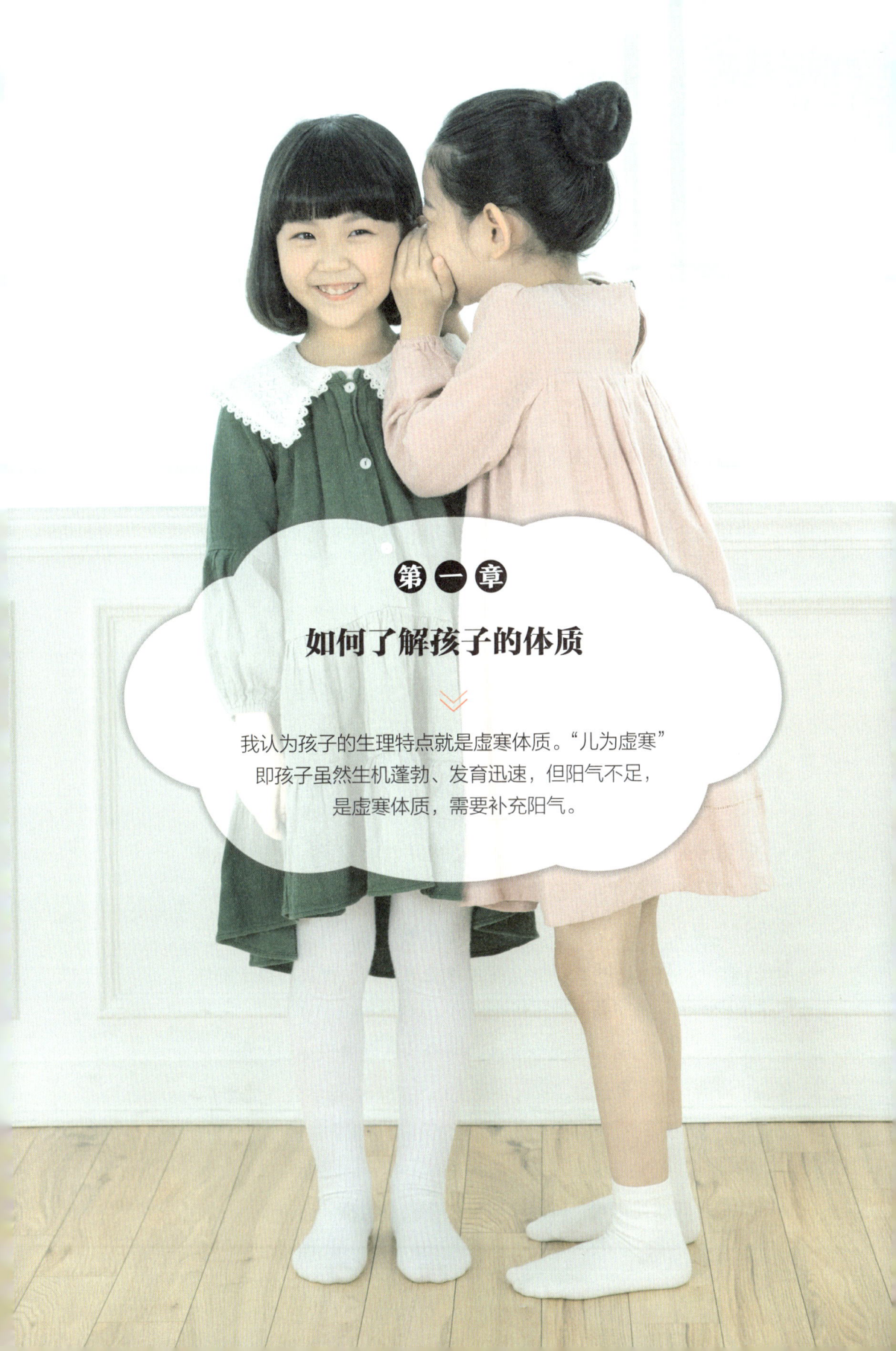

第 一 章

如何了解孩子的体质

⌄

我认为孩子的生理特点就是虚寒体质。"儿为虚寒"
即孩子虽然生机蓬勃、发育迅速，但阳气不足，
是虚寒体质，需要补充阳气。

1. 如何辨识孩子的体质？

中医理念中，将人的体质分为七种基本分型：平和质、气虚质、痰湿质、湿热质、阳虚质、阴虚质、气郁质。

其中，平和质是所有家长梦寐以求的"天使宝宝"体质。

平和质： 完全没有偏颇的体质，这种体质阴阳平和，脏腑气血功能正常，对四时寒暑及地理环境适应能力强，患病少；有这种体质的人，往往先天禀赋良好，后天调养得当。

可惜的是，从儿科临床经验来看，几乎没有孩子一生下来就是"平和质"。中医有"儿为虚寒"的说法，说的就是，绝大多数孩子先天就是虚寒的体质，有些先天禀赋不足的孩子，辨别体质可能更复杂；此外，后天的喂养习惯、养育环境等方面，都会对孩子的体质造成影响，使孩子从一种体质变成另一种体质。

说到这，一些家长可能会对这些海量的体质辨识知识"望而却步"："体质有那么多分型，我又不是中医专业，太难学会、学透了。想让孩子少生病，有没有更简单、易学的体质辨识方法呢？"

别担心。成年人身体不适，亟待调理，往往由多种原因交叉掺杂，病机之间彼此影响，所以辨证起来会相对困难。但孩子的体质相对单纯，没有成年人那么复杂，跟着这本书，掌握"一学就会""一眼能辨"的儿童体质辨识诀窍，就能给孩子正确调补，让孩子身体好、少生病。如此，家长就能成为孩子最好的"家庭医生"。

2. 为什么儿童体质与成年人体质不同？

有句古话这样说道：儿童是少阳，青壮年是太阳，老年是夕阳。少阳、太阳、夕阳有很多不同之处，儿童体质和成年人体质也不同。儿童体质和成年人体质的区别主要有两点：一是生长发育阶段的特点不同，二是生理病理特点不同。

第一，生长发育阶段的特点不同

生长发育特点是指人在长高长智力等方面的特点，成年人也经历过从不成熟到成熟这一阶段。

临床实践告诉我们，从胎儿期到 6 岁，总共 7 年的生长发育时间，这 7 年中儿童的生长发育和成年人是明显不一样的，尤其是前 3 年。

正因为儿童在很多方面跟成年人是不一样的，所以在临床之中才有必要把儿童疾病和成年人的疾病区分开。在医院我们经常会见到内科和儿科，内科看的是成年人的内科疾病，儿科看的是儿童的内科疾病。这是因为儿童具有独特的生长发育特点，处于不成熟的阶段。我国古代中医关于儿童生长发育的不成熟阶段，有两种学说：一种是宋代医家提出的"纯阳"学说，《颅囟经》载"儿为纯阳之体"；另一种则是清代吴鞠通的"稚阴稚阳"学说。

我在临床实践中总结出儿童和成年人不一样的特点，那就是"儿为虚寒"。"虚寒之体""纯阳""稚阴稚阳"，这几个观点均体现了儿童"少阳"和成年人"太阳"的区别。这就是儿童和成年人体质的第一大区别！

第二，生理病理特点不同

儿童的生理病理特点概括起来总共有 32 个字，分别为生理特点 16 个字及病理特点 16 个字。

生理特点 16 个字：脏腑娇嫩、形气未充，生机蓬勃、发育迅速。
病理特点 16 个字：发病容易、传变迅速，脏器清灵、易趋康复。

"脏腑娇嫩、形气未充，生机蓬勃、发育迅速。"反映了儿童相比成年人在生理上的特点，也就是前面提到的两种学说——"纯阳"学说和"稚阴稚阳"学说，以及我的观点——"儿为虚寒"。

正因为有这样的生理特点，所以儿童也有着不同于成年人的病理特点。病理特点也是 16 个字——发病容易、传变迅速，脏器清灵、易趋康复。这就是儿童与成年人体质的第二大区别。因此，家长也好，医护人员也罢，要让孩子少生病、不生病，避免小病不酿成大病，就要知道孩子与成年人不一样的地方，要知道孩子与成年人不一样的生理、病理特点，生长发育的一般规律，这样才能有的放矢，从根源上好好呵护孩子，让孩子茁壮成长。

▶Tips 儿童与成年人体质的区别主要表现在两个方面：

① 生长发育特点：儿童生长发育不成熟，属于虚寒体质。

② 生理病理特点：儿童的生理特点是脏腑娇嫩、形气未充，生机蓬勃、发育迅速；孩子的病理特点是发病容易、传变迅速，脏器清灵、易趋康复。

3. 气虚体质是孩子的基本体质

我认为孩子的生理特点是"儿为虚寒"，即孩子虽然生机蓬勃、发育迅速，但阳气不足，是虚寒体质，需要补充阳气。

在中医儿科学相关教材中有关于儿童生理特点的两个学说——"纯阳"学说和"稚阴稚阳"学说。"纯阳"学说是宋代《颅囟经》里的观点，它指出儿童具有"生机蓬勃、发育迅速"的特点。"稚阴稚阳"学说是清代吴鞠通的学术观点，它主要是说孩子的五脏六腑成而未全，全而未壮，即"脏腑娇嫩、形气未充"。

这两个古代学说从不同层面描述了孩子的生理特点。我在临床实践中，根据孩子的生理特点，得出孩子的体质是虚寒的结论，因此我提出"儿为虚寒"这一观点。那么，怎样来理解"儿为虚寒"呢？"儿为虚寒"与古代医家的"纯阳"学说、"稚阴稚阳"学说会不会有冲突呢？

"儿为虚寒"意思是说，孩子一出生就是虚寒之体。"虚"字是"寒"的定语，"儿为虚寒"就是孩子生出来就是寒的，但这个"寒"是"假"的，这是因为孩子出生的稚阳不足，稚阴的相对过亢导致的。

有人会说，古代医者不是说孩童是"纯阳"吗？你怎么说他是寒呢？

前面已经提到，"纯阳"的意思是孩子"生机蓬勃、发育迅速"，指的是孩子充满活力的生理特点，并非指孩子的阳气很旺盛。

古代医家认为，孩子是体禀少阳，孩子的阳气是幼稚的，它不如成年人的壮阳，也就是我们说过的"孩子是少阳，成年人是太阳"的道理。成年人的阳气是比较壮实成熟的，孩子的阳气是充满活力的。此外，吴鞠通所说的"稚阴稚阳"，其阳气也是幼稚之阳气，并不是说由于孩子是"纯阳"，就等同于孩子的阳气很盛，或者是"有阳无阴"。其实，孩子的阳气是幼稚的、不成熟的，虽然它是充满活力的阳气，但又是不成熟的阳气。

而且相比之下，体内的稚阴要盛于稚阳，孩子的阳气比阴气更幼稚，所以孩子看起来更偏虚寒。但这个"虚寒"是假的，是阳气相对不足、阴气相对过盛导致的，所以护理孩子的正确方法，就是时刻呵护他不足的阳气，简单理解就是应该适当地给孩子补充阳气。在临床中很多家长经常讲，他们从来不敢给孩子吃"热气"的东西，但是不知道为什么孩子总是上火。这是因为他们没有正确认识孩子的生理特点。

家长通常认为孩子"上火"的那些特征，其实并不是上火，往往是孩子的阳气不足，消化功能不好，体内积滞化热导致的，故正确的做法是及时地纠正孩子的饮食喂养方式，给孩子减轻肠胃负担，有积食时给他吃消食导滞的食疗方及药物，而不是一味喝凉茶或服用清热解毒的药。这是很多家长经常犯的错误，也正是因为没有正确理解孩子的"纯阳""稚阴稚阳"导致的。作为家长或医者，要知道孩子的身体特点是虚寒体质，要知道孩子的阳气是幼稚的，要时刻顾护他不足的阳气，这对用药、饮食，甚至是孩子疾病的防治都有很大的益处。

有一次，我和一位家长说，他的女儿是虚寒体质，并和他解释了"虚寒"的意思。女孩的父亲说道："能不能这样理解，虚寒的意思就是蜡烛刚刚开始燃烧的那种状态？"我觉得这个比喻是对"虚寒"很好的描述。

蜡烛初燃的时候，火焰看起来很旺，但是它没有充分燃烧，是不稳定的火焰，这时候有点风吹草动，就很容易熄灭，孩子的"虚寒"就是这样。所以应该时刻呵护孩子的阳气，适当地给他吃点热性的东西，比如，在孩子消化好、没热气上火的时候吃点姜、葱、蒜等比较温热的东西，对孩子的生长发育和防病治病都是有较大帮助的。这就是我对孩子生理特点的一个独到见解。

一些成年人也有偏虚寒的体质，这类成年人通常就会表现为少气懒言、神疲乏力、头晕目眩、自汗、脉虚无力等。

由于孩子是生机勃勃、向上生发、跳跃灵动的，所以不常出现成年人的这些表现。但是孩子的另一特点是"五脏六腑，成而未全，全而未壮"，脏腑的功能是很稚嫩的、不成熟的、相对较弱的，家长可以学会辨识孩子是否偏虚寒，进而着手调理。

4. 孩子体质差、爱生病，往往体质虚寒、脾胃虚寒

孩子生长发育迅速，需要源源不断的能量补给，这些能量主要来自食物，而要将食物转化成气血能量则需要脾胃协调工作，因此，脾胃是后天之本。体质偏虚寒、脾胃虚寒的孩子消化吸收食物的能力较差，无法获取充足的能量，因此普遍体质差、爱生病。

如何判断孩子脾胃虚寒？

脾胃虚寒，指孩子脾胃阳气虚弱、阴寒内盛所表现的证候。

脸色黄：脾胃虚寒的一种表现。胃属阳，主受纳腐熟；脾属阴，主运化水液与食物。脾胃就像滋养孩子生长的土地一样，通过消化吸收食物濡养五脏六腑、四肢百骸。因此，孩子脸色黄而不润，多为脾虚，运化失常，水谷、水湿不化所致。

鼻梁有青筋：鼻梁有青筋的孩子多半气虚质明显、脾胃受损，我国古代的中医儿科专著《幼幼集成》中指出："山根，足阳明胃脉之所起。大凡小儿脾胃无伤，则山根之脉不现"。

足阳明经简称胃经，起于鼻旁，左右相交于鼻梁上端凹陷处，而青色多属于寒证。孩子鼻梁山根处有青筋，表明孩子脾胃受损了，往往是脾胃虚寒所致。

大便不正常：除了初生婴儿的胎粪呈浅绿色或黄褐色之外，添加辅食后的孩子正常大便应该是金黄色的。年龄大点的孩子可能和成年人一样，大便一般为浅棕色，干湿适中。

不正常的大便与健康的"香蕉便"不同，在性状上或溏便、有食物残渣，或"羊咩便"，硬结难解；消化系统有问题时，大便有较浓的腥臭味，那是食物无法被很好地消化造成的。

舌苔厚：观察舌苔可以了解脾胃消化情况。正常的孩子，舌面有干湿适中的薄白苔、舌质粉红。舌苔由薄转厚，表明孩子可能积滞加重。脾能运化

水湿，脾虚会导致水湿代谢障碍，表现为头身困重、大便黏腻等症状，这时的舌苔会很厚腻，边缘有舌痕。

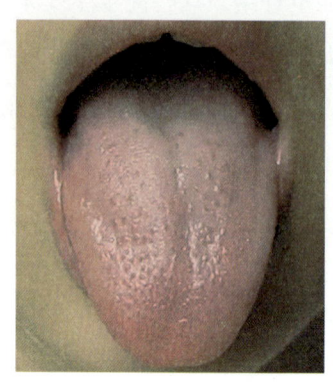
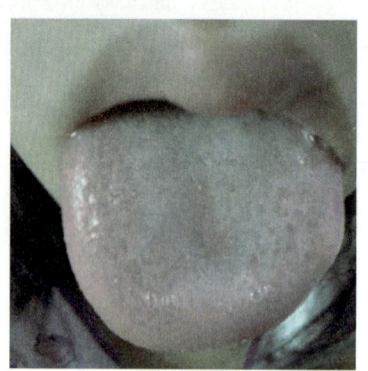

健康舌象　　　　　　　　　　　　　　气虚化湿舌

除了上面这些症状，脾胃虚寒的孩子还可能有食欲减退、腹胀、睡不宁等脾胃不调的症状。脾主肌肉，脾胃虚寒的孩子肌肉松软不实。由于脾阳虚，孩子还有阳气不足的表现，比如畏寒怕冷、喜热食、精神不振、手足不温等。此外，脾胃虚寒的孩子性格多沉静、内向。

脾胃虚寒的孩子，如何调理？

脾虚，会影响肝、肾、心等其他脏腑，引起全身疾病。调理身体，首要调理脾胃，养护好孩子的阳气，身体抵抗力增强了，孩子才能少生病。

① 做好保暖，避免受寒。寒冷会伤害脾胃阳气，当孩子吃寒凉食物时，胃肠蠕动会受到影响，造成消化不良，长此以往则会损伤脾胃。对于脾胃虚寒的孩子，要忌食过多生冷食物，四季都要避免感受外部寒邪，尤其是要避免夏季长时间待在低温空调房中，孩子睡觉时，肚子上要盖好小被子，以免受寒。

② 及时助消化，避免积食。脾胃虚寒的孩子，承受能力有限，吃得太

多，脾胃会因高负荷运作而再次受到损伤。家长每天要关注孩子的消化，用"许氏10秒消化判断法"来判断孩子吃得是否合理（具体做法详见后面章节），消化不好时要及时消食导滞。

③ 饮食调养，健脾养胃。脾胃虚寒的孩子，关键靠日常饮食来调理，强健脾胃，温阳补气。若孩子消化能力较差，饮食宜细、软、易消化，可少食多餐，避免进食刺激性食物，如果食物过硬、过多，不易消化，会加重脾胃负担。同时，可适量吃些温阳益气的食物，比如黄鳝、韭菜、樱桃、茴香等，或在烹调时加入辛温的葱、生姜、蒜等调味。孩子无积食、无病痛时，要抓住时机，根据食疗方来健脾益气，达到标本兼治的效果。

④ 小儿推拿是调理脾胃虚寒很好的辅助方法。其中，足三里穴是"足阳明胃经"的主要穴位之一，常给孩子按揉足三里穴，有生发胃气、燥化脾湿的功能，此外，还可以揉二马穴、补脾经等。做推拿的同时，可以跟孩子聊聊天，这也是不错的亲子交流方式。

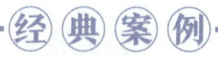

孩子面色黄，鼻梁有青筋，是什么体质？

问：许医生，您好！我儿子2岁，高80厘米，重12千克。脸色微黄，鼻梁有青筋，大便经常干燥、臭、绿色，一两天1次，舌苔也容易厚。想问孩子是什么体质，不清楚是脾胃虚寒还是阴虚内热还是其他，如何调理对身体有利？

答：这个孩子脾胃虚寒，是虚寒体质。表面上问题很多——面色黄、大便不正常、舌苔厚白等，实际上都是脾胃功能不好、身体底子"虚"这一个原因造成的。

孩子大便呈绿色，排除偶尔吃了带颜色的食物引起的异常外，可能是脾虚，消化能力差。大便干燥、臭，也进一步说明肠道功能不足。

孩子舌苔厚，很可能就是长期吃得太多不消化，反复积食损害了脾胃。

调理的方法：调整饮食，及时助消化，减轻脾胃负担，等消化好转后慢慢调理脾胃。

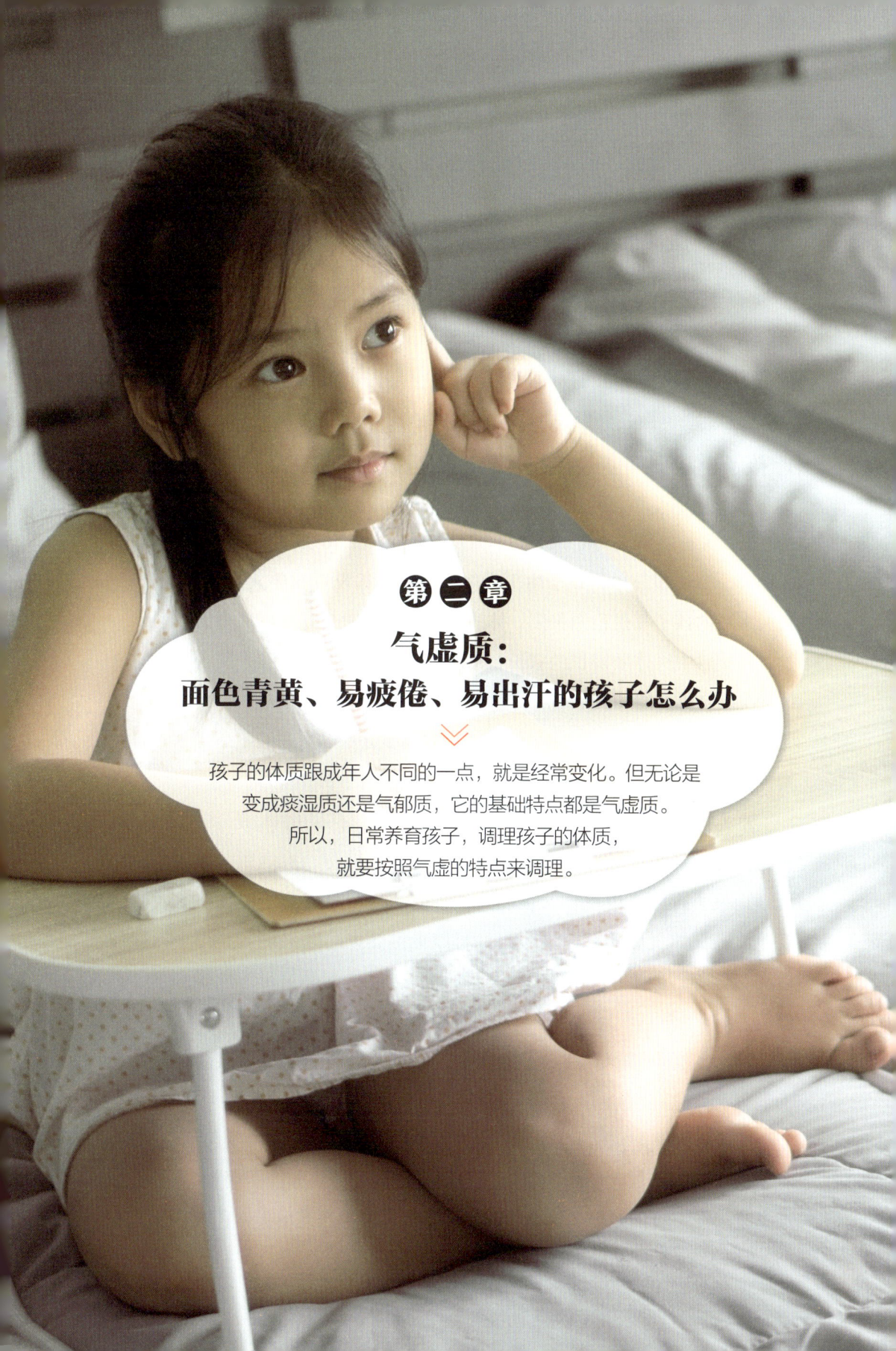

第二章

气虚质：
面色青黄、易疲倦、易出汗的孩子怎么办

孩子的体质跟成年人不同的一点，就是经常变化。但无论是
变成痰湿质还是气郁质，它的基础特点都是气虚质。
所以，日常养育孩子，调理孩子的体质，
就要按照气虚的特点来调理。

1.孩子小病小痛多，往往是气虚质造成的

很多家长搞不懂辨证，更搞不清楚孩子是什么体质，不知道怎么调理。其实很简单，孩子生下来体质单纯，远没有成年人复杂，绝大多数的孩子都是稚阴稚阳，体质偏虚寒，同时也是气虚质。因此，刚接触中医体质辨识的家长，从气虚质来着手调理，孩子的身体状况就会得到改善。

说到这，不少家长会问："体质不是有很多分型吗？中医不是要辨证施治吗？怎么能一概而论？"

确实如此。俗话说"一方水土养一方人"。孩子的体质会随着他的居住环境、饮食习惯、睡眠质量、穿着打扮、疾病用药等因素而发生变化。因此，气虚质往往会受这些因素的影响，而出现兼夹，比如气虚质可以夹痰湿，可以夹湿热，可以夹阴虚，可以夹气郁等。但本质上，这些体质的发展或兼夹都是立足于气虚质的。

因此，孩子的体质特点，气虚质是基本，但是它可能有其他的兼夹和变化。

气虚质的孩子，适应能力是比较差的，较难适应气候的变化、环境的改变或是饮食结构的改变。这一类的孩子，比如换了奶粉，或是吃一点平时接触少的食物，就很容易表现出胃肠道的异常，或

拉肚子，或便秘，此外，进入一个新的环境，也可能会影响孩子的身体状况、情绪和睡眠。

气虚质的孩子，虽然还没达到阳虚的程度，但是体内的阳气却无法发挥温煦的功能。如果孩子睡到后半夜也会出汗，那很有可能是气虚了。如果孩子的手脚不至于说冰冰冷冷，但大夏天也不暖，脸色偏白，口唇偏淡，那就是气血不能很好地濡养四肢，气血不够。

刚出生的孩子一般均有气虚质特点，只不过严重程度不一样，可轻可重，这和胎儿期及先天禀赋相关。

2. 气虚的孩子容易反复出现感冒、上呼吸道感染、积食等情况

在临床上，气虚的孩子往往除了消化系统疾病之外，呼吸系统的疾病也特别多，很容易反反复复地出现感冒、上呼吸道感染、喉咙发炎、消化不良、积食等情况。

《黄帝内经》中说道："脾胃者，仓廪之官，五味出焉"，仓廪就是指储存粮食的地方。脾胃负责消化吃进去的食物，将其转化为营养物质，为全身提供能量。因此，当人脾胃好的时候，吃下去的食物中的营养物质很快就能转化为正气。正气充足，能够有力地抵御外来的病邪，如病毒、细菌、中医之六淫之邪等。

外感属于呼吸系统的问题，多为肺气不固、外邪入侵所致。那么，为什么孩子会肺气不固呢？中医认为，其根源在于"气虚"。脾土生肺金，即脾胃强壮，可以令肺强壮。相反，脾胃虚弱、气虚的孩子，肺的功能也会受牵连，也就很容易出现感冒、上呼吸道感染等。

中医认为，小儿肝阳旺盛，而脾常不足，此时病位还在脾，并没有伤及其他脏腑，因此也多常见脾气虚，家长要积极给孩子调理脾胃。因此，即使

孩子常患的是呼吸道的疾病，也要重视处理孩子的消化问题。通过生活饮食调理脾胃，对避免反复感冒、咳嗽、咽喉发炎、腹泻、腹痛等效果很好，就是这个原因。

要想孩子少生病，重点在于养好脾土，增强抵抗力！

3. 容易累的孩子，大多是气虚体质

孩子一般一岁左右开始学走路，到两三岁，走、跑、跳能力都非常好了，但是有的孩子很容易累，走几步就要家长抱。很多父母认为，如果经常这样子抱孩子，一味地惯着，可能真会给孩子惯出坏毛病。但是孩子要抱抱，其实是有原因的，有时并非因为"坏习惯"。

孩子不愿走路，要抱抱，先排查几个常见原因。

孩子是不是真累了？

走路时需要腿部用力，而孩子腿部肌肉比较柔软，耐力不足，走一段时间就会觉得很累。家长带着孩子出门，一般都是牵着孩子走，家长走一步，孩子要走好几步，小一些的孩子是跟不上的，肌肉骨骼能力发育不完全，孩子会容易产生疲惫感。孩子要抱抱，可能是真累了。

孩子是不是需要安全感？

孩子在陌生环境中会胆怯，会寻求安全感。家长的怀抱，是最能给孩子安全感的。孩子要抱抱，有可能是出于内心的恐慌，特别是小一些的孩子。家长不要强行对孩子进行"锻炼"。随着生长发育，孩子的很多能力自然会增强，但是其安全感基本都来自家人的关爱和接触，这个阶段要注意孩子安全感的建立，不要一味地拒绝。

气虚质孩子容易累

孩子出生后，整体体质往往是稚嫩的，如同刚燃起星星之火的小烛芯，身体各方面机能更是"成而未全"，因此，绝大多数孩子生下来的体质都是气虚质。

所谓气虚，可以简单理解为"元气不足"。将孩子比作汽车，元气就是驱动汽车行驶的汽油，也就是机体的"动力源"。动力不足，汽车很难跑远路。

因此，如果发现孩子总是容易累，除了活动量过大、想要获得安全感之外，更要从孩子的体质方面找原因。

孩子天性爱玩。气虚质明显的孩子也不例外。他们不会病恹恹地待在家里不愿意动。事实上，他们也爱跑爱跳，可往往没玩一会儿、没跑几步，这类孩子就"力不从心"，喊累要抱，精气神明显没有之前那么足。

孩子容易累，走几步就要家长抱，其实就是很典型的气虚质表现之一。

4. 气虚体质的孩子身体有哪些表现？

我们已经明白，孩子大多是虚寒之体，其实，虚寒就是气虚质的一个体质特点。那么气虚质的孩子身体有哪些表现呢？

面色青黄：一般而言，气虚质的孩子脸色都不是很好看，青青黄黄的，也不是很有光泽，天气一变，就容易感冒，食欲不佳。

精神兴奋，容易疲倦：气虚质的孩子也爱玩、容易精神兴奋，但活动多点就很容易觉得疲倦而要家长抱；爬一会儿楼梯，就要家长拉着或者抱着。

声音低，气短懒言：有的症状严重的孩子说话常是有气无力的，懒洋洋的，声音比较低微，少气懒言。婴儿稍微活动一会儿，就要睡觉，哭声都比较低。

容易出汗：气虚质的孩子稍微动一下就很容易出汗，比同龄的孩子出汗要厉害。

大便先干后烂：气虚质的孩子，其大便往往开头是干的，后面是软的，甚至是不成形的、稀溏的。

偏食、厌食：气虚质的孩子，很容易出现偏食、挑食。食物的种类稍微发生变化，或多吃一点点，就容易积食、消化不良。

肌肉松软而不实：一般来讲，气虚质的孩子肌肉松软不实，而且有的孩子会出现"善太息"的特点。什么是"善太息"呢？有些家长会看到，孩子经常会深吸一口气，把整个肩膀往上提，接着大舒一口气，双肩放松下来，这样的一种现象，就是中医讲的"善太息"。严重一些的孩子还经常叹气，就是伸长脖子、胸部后移、吸一大口气，然后整个人松垮下来。出现"善太息"的孩子，气虚都是比较严重的，若不积极调治，很容易发展为气郁。气郁质的孩子调治起来比较困难，自闭症或者精神疾病大多与气郁有关，孩子若发展成气郁质，意味着已经出现多脏腑的功能紊乱，甚至有气滞血瘀的证候特点了。

气虚质的孩子，还有一些其他特征，比如舌质偏淡，舌体肥胖一点，红润不足，脉细、沉、弱，指纹淡红色等，比较专业的辨证可以交给医生，家长学会识别前面讲的一些孩子常见的气虚表现，就足以判断了。

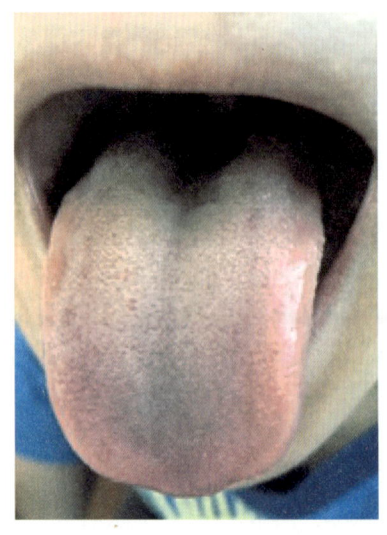

虚寒、气虚质舌象

5. 孩子气虚尿床，怎么办？

大多数孩子 2 岁左右就可以一觉睡到天亮了，没有病痛的情况下，偶尔尿床也是正常的。小儿"肾常虚"，这个年龄段的孩子，形体发育未全，排尿自控能力未形成，偶尔夜尿家长不要太紧张或者责怪孩子。每个孩子发育的情况不同，一般来说，3 岁以内的孩子穿尿不湿睡觉都是可以的。

3 岁以后，如果孩子仍然隔三岔五尿床，或者有一段时间几乎天天尿床，那家长就要有所警惕。

孩子为什么总尿床？

孩子 3 岁以后，半夜还经常尿床主要有两个原因。

家长的护理方法不对

比如，睡前给孩子喝一大杯奶；没有帮孩子养成睡前上厕所的习惯；已经形成了夜尿的习惯；3 岁后还穿尿不湿睡觉等。家长及时纠正这些"坏习惯"，通常一两个星期，孩子的尿床问题就可以很好的改善。

孩子的体质差，固摄能力弱

孩子反复尿床，最主要是肺、脾、肾的问题。

肺主一身之气，为水之上源，有通调水道、下输膀胱的作用；脾属中土，主运化水湿而制水；肾有气化和固摄作用，膀胱控制不住而尿床，就是固摄的能力不足。

给孩子把尿究竟有没有用？

排尿是由"脑—脊—膀胱"轴协调控制的。较小的孩子排尿功能不够完善，尤其是大脑收到兴奋信号后，不知道如何下达排尿的指令，所以需要外界的干预。给孩子把尿、叫醒孩子就是帮助下达指令，让孩子排尿。

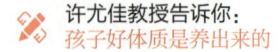
但是，叫醒孩子排尿、排便，不仅不能让孩子更早地学会自我控制，反而会延迟孩子泌尿系统的发育。

夜尿有什么后果？

无论是上半夜还是下半夜叫醒孩子起来排尿，都得不偿失！

打扰孩子的睡眠

要想孩子长得好，就不要中断他的睡眠。睡眠不仅仅是休息，孩子大部分的生长发育都是在深度睡眠中进行的。孩子的生长激素在深度睡眠的时候分泌旺盛，而无论是叫醒孩子还是抱他起来迷迷糊糊地排尿，都会让孩子的深度睡眠中断，影响孩子的生长发育。

除此之外，孩子五脏六腑的发育完善和修复大部分也是在睡眠中完成的。之所以需要睡觉、停止所有的外部活动，就是因为要集中能量支撑机体内部的发育和调整。睡眠的作用是超乎想象的，有的人生病了，但睡一觉，病就好了大半，这也印证了古人所云："食补不如睡补。"

长期睡眠不好的孩子，比如总是半夜惊醒、多梦易醒、说梦话、磨牙、翻来覆去等，一定是比较难长个、长肉的。

影响大人的睡眠

成年人的睡眠，尤其是老年人的睡眠，与孩子一样重要！长期半夜起来给孩子把尿，必然牺牲大人的睡眠时间和质量。我见过很多老年人很尽责，有的甚至不用调闹钟，凌晨三四点自动起来帮孩子排尿。但是，这样做，大人能有深度睡眠吗？爸爸妈妈第二天上班肯定没精神，老年人也会把身体拖垮。

提醒大家，如果大人半夜总是自动醒，睡眠质量差，那肯定不是好事情，要积极调治。

易让孩子形成夜尿的习惯

我们的目的是让孩子能控制好，半夜不尿尿。假如每夜叫醒孩子起来尿尿，恰恰是在训练孩子形成半夜尿尿的习惯。这不是背道而驰了吗？

长期夜尿的孩子，自控的能力其实比其他孩子形成更晚。我在临床上就见到很多孩子一直到七八岁还尿床，原因就是小时候总是被把尿，尤其是把夜尿。

遇到孩子尿床的这些问题，家长应该这样做：

√ 戒掉夜奶，睡前 1 小时不要再让孩子喝奶、喝水、吃夜宵。

√ 培养孩子睡前上厕所的习惯。

√ 给孩子穿尿不湿。2 岁以内的孩子，穿尿不湿睡觉是没有问题的。2 岁以后，告诉孩子，如果半夜要尿尿就和大人说，让孩子逐渐养成自己负责小便的习惯；为了防止孩子尿床，等孩子睡熟了，可以给孩子穿上拉拉裤，这样大人也可以安心睡觉。慢慢地孩子能够自控，就不用再穿拉拉裤了。

√ 不要跟别人比较，不要责备孩子。接受孩子的"不完美"，不要因为尿床给孩子施加心理压力。不要在孩子面前反复批评他尿床。

孩子总尿床，常见三大病机

气虚尿床怎么办？

肺、脾、肾气不足，则固摄膀胱的作用减弱，到了夜晚膀胱虚冷，孩子就会尿床。这类孩子平时面色比较白，四肢不温，容易手冷脚冷，除了尿床还容易盗汗。

通常刚生完病或者长期有过敏性疾病的孩子容易尿床，就是因为此时最为气虚。

① 生病之后，气血亏虚。特别是用了抗生素或者攻伐较猛的药物之后，孩子通常肺、脾、肾气不足，所以病后这段时间，孩子特别容易尿床。

② 自身体质差。比如早产儿、长期有过敏性疾病的孩子、长期脾胃功能

受损的孩子，他们大多都会有阶段性或者长期性的肺脾肾虚，表现出来就是睡眠质量差，很容易尿床。

如果是这种情况导致的尿床，可以给孩子服用参枣猪肚汤（做法详见后面章节）。日常一定要长期调理脾胃，改善气虚体质。

心肾不交尿床怎么办？

心肾不交也是睡不好的一个很重要的原因。这些孩子睡眠多梦，也会出现尿床或者盗汗，而且比较烦躁，爱哭闹，手心脚心热。

如果是这种情况导致的尿床，可以给孩子服用三元粥（做法详见后面章节）。

肝经湿热尿床怎么办？

足厥阴肝经在体表的循行轨迹经过外生殖器，如果孩子感受了湿热邪气，或者本身就有湿热，湿热下移到膀胱，就会导致膀胱功能不能正常发挥，出现遗尿。这类孩子常有以下表现：尿不多，但是黄、臊臭；晚上睡觉梦多，可能有磨牙；平时性情急躁、面唇红。

如果是这种情况导致的尿床，就要帮孩子消积祛湿，可以给孩子喝 2 ~ 3 天四星汤（做法详见后面章节）。

如果不清楚给孩子用什么食疗方，那么就在孩子睡觉前半小时，给孩子做下面这套小儿推拿，协调"脑—脊—膀胱"轴的功能：

◎ **手部操作：**调五经 3 ~ 5 次，协调五脏；补肾经 100 ~ 300 次，补肾益气；按揉外劳宫 100 ~ 300 次，升提阳气。

◎ **头部操作：**摩揉百会穴、按揉风府穴各 1 ~ 2 分钟，通过按揉头部穴位刺激大脑控制膀胱。

◎ **腰腹部操作：**摩揉丹田、横擦腰骶 1 ~ 2 分钟，两个手法相配合，温命门之火，益元固本。

最后提醒大家，孩子尿床，千万不要嫌弃、责备、打骂孩子。我见过很多家长过多地责备孩子尿床，这无形中给孩子造成了很大的心理压力，损伤了情志，导致孩子尿床的问题更难解决。

6. 孩子每天吃得不多，但还是便秘，如何调理？

很多家长会困惑，不知道日常怎么给孩子调理，也不知道在孩子的日常饮食中，怎样算吃得多，怎样算吃得少，怎样才是合理的。

曾经有一位家长提问关于饮食和喂养的问题："现在小孩 3 岁半，平时吃饭都是自己吃，我们也从不喂饭、不逼吃饭，饭量还可以，1 碗左右，每天会吃一点水果，然后喝一瓶牛奶。但问题就是便秘，有时四五天排便 1 次，大便很硬很粗。他身体不错，胃口也很好，请问这种情况是肺虚还是脾虚，还是气不够呢？要怎样调理？"

遇到类似问题，家长可以简单观察一下孩子：

肺虚的孩子，容易感冒，容易出汗，说话声音小，有气无力。

脾虚的孩子，一般吃得少，舌苔厚，容易拉肚子或者便秘。

孩子是虚寒体质，多少都会有气虚的表现，只是程度不同而已。肺虚、脾虚和气虚三者都是相关联的，严重气虚的孩子不多，大多时候说孩子气虚就是指孩子脾虚。脾土生肺金，脾是肺的"母亲"，脾气虚的孩子自然肺气也不会强。所以说到底，孩子还是脾胃功能弱。要改善肺虚和气虚，还是要从孩子的脾胃入手，不能让孩子吃得太饱、常吃寒凉的食物，应科学喂养、及时助消化。

长期便秘的孩子，体质都不会太好

便秘意味着孩子的病位在脾胃，中焦脾土的功能肯定紊乱，肠道动力不足。

至于究竟是肠燥还是气虚，是虚证还是实证，要根据孩子的舌苔、口气、大便、睡眠的具体情况来判断，也就是"许氏 10 秒消化判断法"。另外，家长要注意观察孩子的脸色，如果孩子的脸色是青青黄黄的、黯黯的，那么他的脾胃功能就不会很好。经过正确的饮食、生活节律调整，孩子的脸色很快就会改善。

怎么判断孩子的饭量？需不需要控制饭量？

上述案例中，虽然没有哄喂，但孩子便秘，同时"饭量还可以"，加上点心等饮食营养丰富，估计孩子还是吃多了。家长觉得孩子饭量"还可以"，对孩子的脾胃来说往往是"相当可以"！

孩子吃的量和食物合不合适，还是要根据孩子的消化和体质来看，而不是凭感觉。"许氏 10 秒消化判断法"可以非常简单、直接、有效地判断孩子的消化是否正常，即家长每天早餐后花 10 秒钟，检查孩子的大便、口气、睡眠、舌苔，如果有 1 ~ 2 项显示不太正常，那孩子大概率是积食了，要给孩子喝三星汤助消化（做法详见后面章节），同时要让孩子吃热、吃烂、吃稀、吃少、吃素。

7. 气虚体质的孩子饮食宜清淡易消化，健脾益气

气，可以理解为功能。脾气是指一切使脾功能运行的物质。脾的主要功能是运化食物与水液，脾气虚，就会导致脾运化失常，也就是脾气虚证。

气是什么？

中医认为，人体内有精、气、血、津液几种基本物质。气是人体内活力很强、运动不息的极细微的物质，作用是构成人体和维持人体的正常活动。简单来讲，气是一种功能的体现。

人体之气可以划分为阴气和阳气。阴气就是能量的储藏形式，阳气就是能量的消耗形式。

阳化气阴成形，阴阳互根维持着机体的生长发育。肌肉、血液、脏器、脂肪，这些有形的物质就是阴；活力、消化、精力，这些无形的形态就是阳。孩子的五脏六腑稚嫩、不成熟，决定了他的"阴"是不足的。阴气不足，阳气自然也就不足，孩子总体的功能和能力就是相对不足的。所以孩子是"气虚"的。

孩子"气虚"的特点——五脏六腑功能的稚嫩，决定了养育孩子的过程一定要以呵护为主。日常吃得太多不好，吃得太有营养不好，吃得太寒凉不好，吃得太温热不好，吃得太精细也不好。

气从哪里来？

气的生成与肾、脾、肺息息相关。

肾为生气之根

肾藏先天之精，并受后天之精充养，先天之精化生出先天之气，也称为元气，是全身气的根本，也是生命活动的原动力。要想孩子的"气"足，从胎儿期开始妈妈就要懂得呵护宝宝。控制自己的饮食、情绪、作息，这一切都会影响宝宝的元阳，自然也会影响宝宝出生之后的"气"。

脾胃为生气之源

脾主运化，胃主受纳，看似毫无联系，实际上，脾胃就是一个负责生产的基站，胃把食物收进来，脾把这些食物变成对身体有用的营养，这些营养可以统称为水谷之气，当水谷之气到达心肺后，会被送到全身各处，成为维持生命的能量。

《黄帝内经·灵枢·五味篇》说道："故谷不入，半日则气衰，一日则少矣。"这也就是我们通常说的"人是铁饭是钢，一顿不吃饿得慌"。长期缺少食物的摄入，会导致正常活动的减少。食物的摄入，不是吃进嘴里就可以，能否消化吸收才是关键。消化吸收，就要靠脾胃来实现。

这也告诉家长，孩子与其吃多不消化，不如吃少、七分饱、营养均衡，消化健运。

肺为生气之主

肺主呼吸之气，呼吸的本质，是将自然界的清气吸入体内，将体内的浊气排出去的一种活动，保证了体内之气的生成和代谢。肺主营卫、卫气，顾名思义，就是发挥保卫、护卫的功能，也就是防御能力。

孩子的"气"和脾、肺、肾息息相关，而孩子的生理特点就是"脾、肺、肾常不足"，因此孩子的气自然也是经常不足的。脾胃是后天之本，故脾土中焦是调理肺和肾的关键。

如何调理气虚？

孩子的体质和成年人不同的一点，是经常变化。但是无论是变成痰湿质还是气郁质，它的基础特点都是气虚质。所以，调理孩子的体质，日常养育孩子，就要按照气虚的特点来调理。

在孩子出生之前，妈妈要注意胎养，呵护好先天之本，这是第一步。

孩子出生之后，关键就在呵护后天之本——脾土。脾的能力强了，营养能够摄入，孩子的五脏六腑、体格肌肉就能够很好地发育，"阴"就能被滋养。阴气盛，阳气的生发才有基础，孩子的总体机能才会强健。

如何进行后天调理呢？日常调理中，脾气虚的孩子需要以补脾益气为主。常用药材有太子参、白术、黄芪等。在健脾消积的基础上，孩子胃口好时，可以给孩子喝少量的汤。饮食上，日常可以适量吃栗子、牛肉、鸡肉、红枣等。

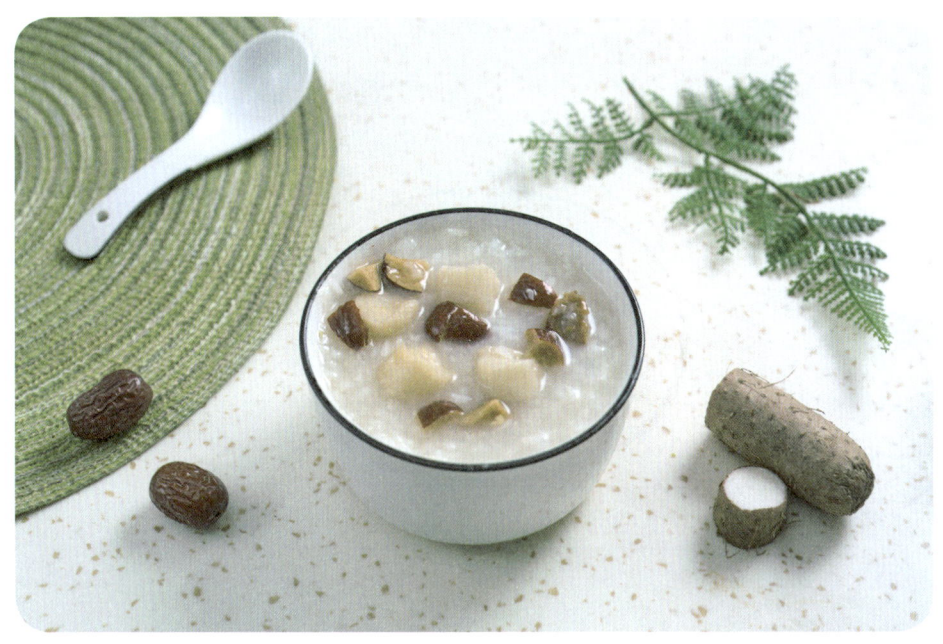

食疗方推荐·山药红枣粥

材料

山药 10 克，去核红枣 2 枚，炒白扁豆 15 克，大米 50 克。

做法

① 将材料洗净用清水浸泡 1 小时。
② 加入适量清水（材料与水的比例建议为 1:10）。
③ 大火煮沸后，转小火继续熬成粥，出锅前 5 分钟加入适量盐调味即可，分次服用。

功效

健脾益气。

用法

每周 1~2 次；适用于 3 岁以上孩子；3 岁以内的孩子需在专业医生指导下食用。

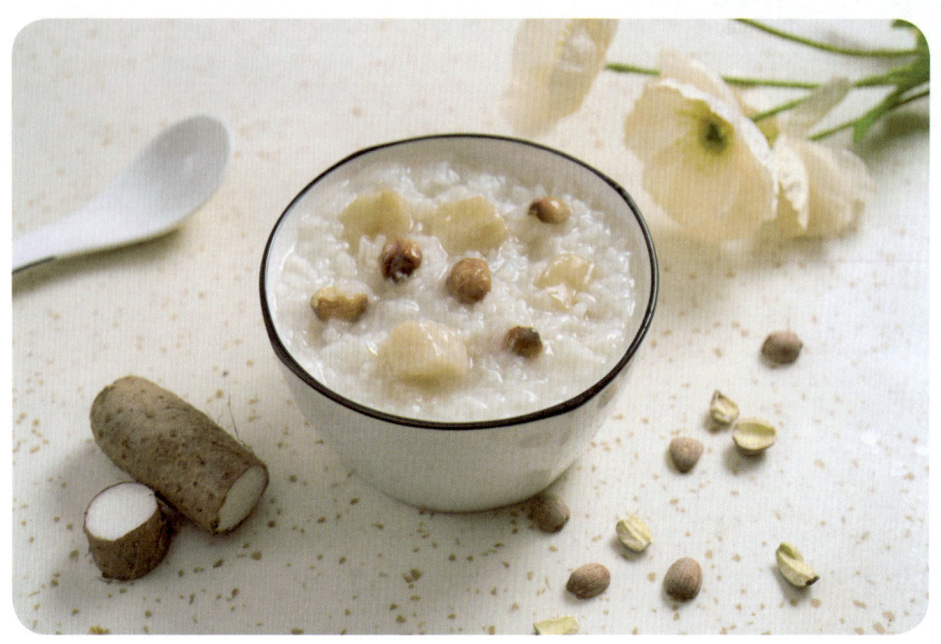

食疗方推荐·山药莲子粥

材料

山药、莲子各 10 克，去核红枣 3
枚，粳米 50 克。

做法

① 将材料洗净后用清水浸泡 1
小时。

② 加入适量清水，用大火煮沸
后，转小火继续熬成粥。

③ 出锅前加入适量黄糖调味即可。

功效

健脾益气。

用法

分次服用，每周 1~2 次；适用于
3 岁以上孩子；3 岁以内的孩子需
在专业医生指导下食用。

8.健脾益气首选太子参

临床上给孩子健脾，我一般都用太子参。太子参古时又称孩儿参、童参，可见古人早已发现其对孩子的助益作用。

气虚质的特点使得孩子在临床上除了易患消化系统疾病外，呼吸系统的疾病也特别多。对气虚质的孩子最好的药物，不是常见的人参、鹿茸等补品，而是白术、黄芪、太子参等。

太子参的特性特点及食用方法

太子参适合给体质稚嫩的小孩吃，有与人参一样的补益效果。太子参的药性平和、味甘，有补气生津的作用，常用于脾胃虚弱、倦怠乏力、食欲不振、夜睡不宁、病后体虚、夜间盗汗、半夜惊哭、躁动不安等证。

太子参之所以适合孩子，是因为它益气但不升提，生津而不助湿，扶正却不恋邪，补虚又不峻猛。

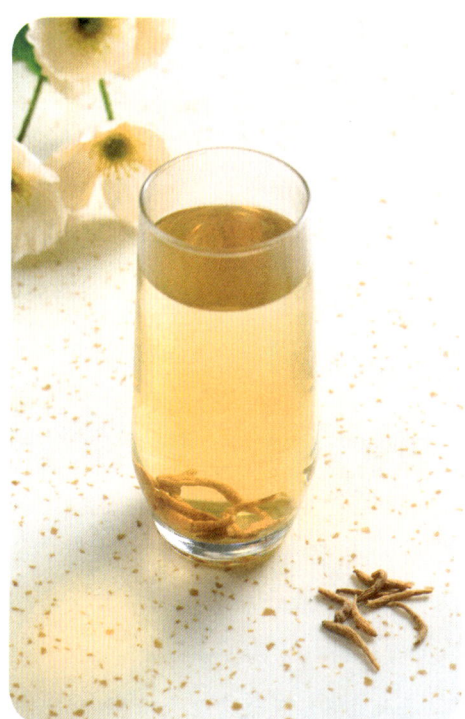

相对其他参类，太子参滋补的药力要弱一些，但它的长处在于药性十分平稳，即便对于成年人来说，也是很好的清补选择。小孩长期适量服用太子参可以增强体质。

太子参泡水

材料

太子参5克。

用法用量

日常泡水喝。

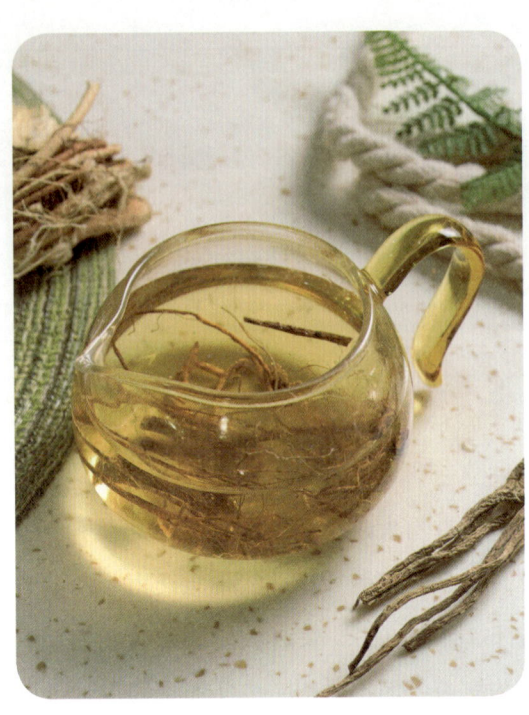

健脾益气方

材 料

党参 8 克、太子参 6 克、五指毛桃 15 克。

用法用量

煲汤或煎水服用。

选用食疗方时，家长要注意：

① 要在孩子消化好、无病痛的情况下服用益气保健类的食疗方。

② 2 岁以内的孩子和孕妇要在医生指导下选用食疗方。

③ 用太子参补益，每周不超过 2 次。

9. 补益脾气，小儿推拿也是不错的外治手法

小儿推拿对于 6 岁以下的孩子效果显著，尤其是 3 岁以下、无法用绝大多数食疗方补益的低龄宝宝，常见的具有健脾补益作用的小儿推拿手法包括：补脾经 50～100 次、补肾经 100 次、摩腹逆时针方向 3 分钟顺时针方向 1 分钟、揉足三里穴 3 分钟、上捏脊 5 次。每天 1 次，7 天为 1 个疗程。

补脾经

调和脾胃，补气血

脾经在拇指桡侧缘，循拇指桡侧缘由指尖向指根方向直推。

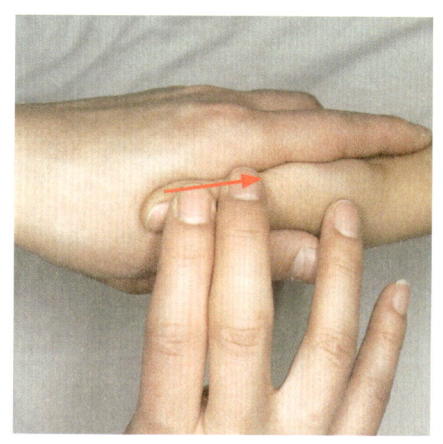

补肾经

滋肾补阳

肾经在小指末节螺纹面，小儿推拿保健时，从小指掌面指尖推向指根。

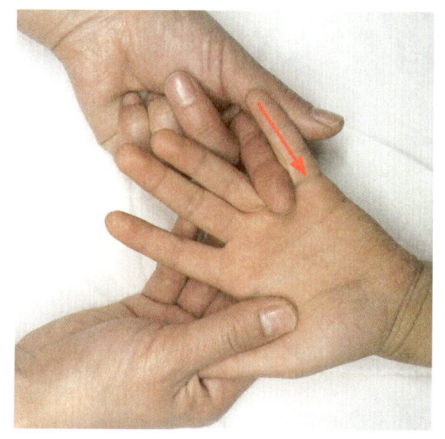

摩腹

调节五脏六腑，促进消化吸收，调节二便

腹部指脐周大腹部，小儿推拿时，用手掌或四指摩，顺时针助消化，逆时针健脾益气。

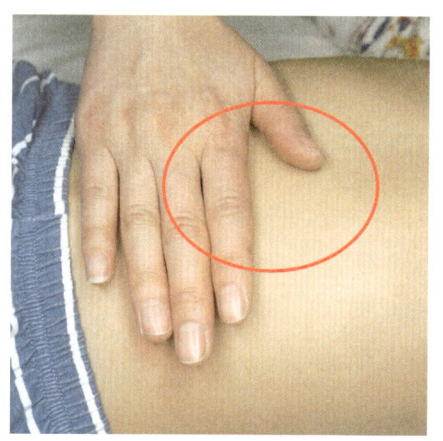

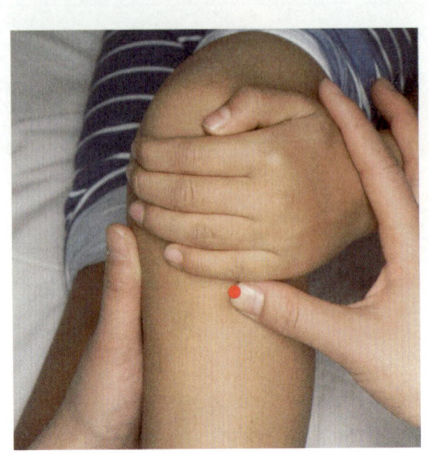

揉足三里穴

健脾和胃，强身健体

足三里穴在外膝眼下 3 寸处，离胫骨前缘一横指处，推拿时用拇指或食指做逆时针揉按。

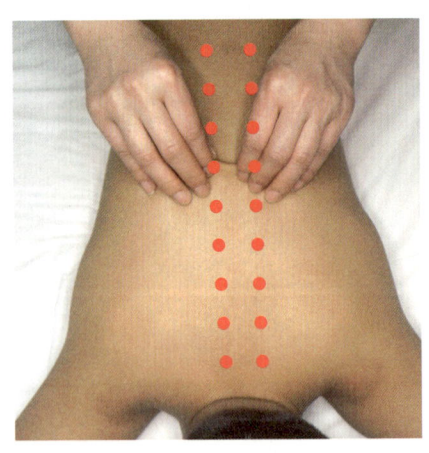

上捏脊

调和阴阳，调理气血，增强体质

脊柱在腰背部正中间，从颈部的大椎穴到下腰骶部的长强穴，两个穴位的连线呈一条直线；小儿推拿保健时，用食、中二指的指面，自下而上（从长强穴到大椎穴）做"捏三提一"。

10. 避免伤脾耗气，家长要注意 4 个误区

孩子脾气虚，主要是喂养不当造成的，比如婴儿期过度喂养、辅食添加不正确等。让孩子稚嫩的脾胃一直超负荷工作，积劳成伤，孩子的脾胃功能就受损了。

胎儿期不注重养护

孩子先天禀赋弱，例如两胎或者多胎，或者不顺产，或者妈妈在怀孕期间早孕反应很厉害、营养吸收不良等，都会导致孩子先天的基础差。

婴儿期喂养不合理

很多小孩子不肯吃东西，家长就各种哄喂，总是担心宝宝吃不够，经常有家长问这样的问题："宝宝一餐只吃 80 毫升奶就不肯吃了，不知道怎么办才好？"家长都担心宝宝会饿坏。其实，孩子不肯吃就不要逼他吃，就是这么简单！

家长要注意，孩子消化情况不好的时候，吃得太多、吃得太好，反而会给脾胃增加负担。比如生病之后 1～2 周以内饮食都要清淡，才能避免病邪去而复返；在日常生活中，孩子有积食表现的时候，饮食要清淡甚至要吃素食。脾气虚的孩子，日常更要少吃多餐、七分饱、慎寒凉食物。

过度用药，尤其是中成药

孩子容易生病，吃的药自然也多。很多家长以为中成药没有副作用，其实是不对的。中成药一样有毒副作用，无论是抗生素、消炎药，还是中成药、中药汤方，过度用药都会损伤孩子的正气和脏腑功能。正确、合理用药对孩子才是最好的。

过度重视孩子的素质培养而忽视了体质基础

大多数家长过度重视孩子的能力培养，而忽视了孩子休息、情志、饮食等方面的问题。现在，很多孩子小小年纪就会去上各种各样的早教班、补习班。我认为，孩子在上小学之前，家长的重点都应该放在孩子的健康上。7 岁以后，孩子的体质会慢慢定型，到时候再来调理，难度就要大得多。上小学以后，孩子开始面临竞争和学习压力，好的体质基础才是真正的优势。

11. 分不清孩子体质？日常调理就用这一招！

日常如何呵护脾胃？

纠正错误的喂养方法

大家错得最多的就是太关注给孩子吃什么而忽视了量，如果吃得太多，就会很伤脾。是否吃得太多要看孩子消化情况的好坏，按需喂养，而不是靠刻度或者家长的感觉。

3 岁以内的孩子，要想他消化好，不要喂养过度，日常饮食、顾护好消化系统就足够了。这就是最好的健脾。3 岁以后，可以适当地、有针对性地进行食疗调理。除此之外，孩子的主食就是日常三餐。做好三餐科学喂养，就是给孩子最好的保健。

吃少、吃温、吃软

呵护脾胃的方法，就是吃少好过吃多，少量多餐好过每餐都吃得肚子鼓鼓的；饮食偏温，要吃温热的食物，不要吃生冷的食物；尽量将食物烹调得好消化一些，太硬的难消化的食物，不能经常给孩子吃。

温，指的是温性食物。日常尽量避免让孩子过量饮用凉茶、滥用抗生素、滥用中成药。日常饮食平性偏温最好，酸奶、西瓜、香蕉、猕猴桃等寒凉的食物要控制，脾胃虚寒明显的孩子，更要慎食。

给孩子健脾，最好的方法是减轻负担，而不是每天想着给孩子吃什么有营养，煲食疗汤来补益。如果孩子脾不受损，正常的三餐饮食已经足够孩子所需营养了。改变观念，调整喂养的小误区，孩子的脾胃功能就会逐渐强健起来。

1岁以内孩子的脾胃受损如何简单调理恢复？

问：许教授，我家孩子出生就山根（即鼻梁）有青筋，哭闹特别厉害，二十一天开始肠绞痛每天定时哭闹，从二月龄开始不肯吃奶粉。那时母乳可能不够，也可能是我们喂养的习惯不好，他总是间隔很短时间吃一次母乳，吃的量也很少。三月龄体检时体重不达标，我们那时不知道有积食这种情况，还是一味地用各种方法喂他吃，估计是伤了他的脾胃。为了让他吃奶粉，我们还在四个半月龄的时候断了母乳，认为是母乳量和营养不够，导致他断奶后吃奶粉的量大增。五个半月龄的时候他腹泻，当时我咨询了您，您说是喂得太多。我开始注意他的饮食量和消化情况，的确是吃少的时候哭闹好转很多，睡眠也安稳许多。如今九个半月龄，体重不到8.5千克。现在的情况是他每餐都好像没吃饱一样，每次吃完都哭，不肯喝水漱口，吃辅食也是一样：感觉他总吃不饱，即便严格控制饮食，还是一不小心就积食。想问一下您：他这种情况是前期脾胃受损过度造成的吗？除了关注他的消化控制食量以外，消化好的时候应该怎样帮他健脾？这种胃强脾弱的情况怎样才能改善？

答：这个孩子出生山根有青筋，先天脾就要比其他孩子更弱一些，所以月子里就容易肠绞痛。孩子整个消化系统都是比较差的，现在胃强脾弱，能吃但是吃不饱，又很容易积食，要特别小心呵护才行。

这位家长的做法也是其他很多家长经常犯的错，就是当孩子吃得少时就各种哄喂。在这种情况下，孩子虚弱的脾胃非但不被调治，反而更给其"加负担"，孩子也会越吃越少，越来越爱哭。案例中的孩子目前还不到1岁，调理改善的机会很大，家长一定要注意以下5点：

（1）调整心态，不要担心着急。孩子出现这种情况，是没有办法在短期内就好的，吃西药、营养素没有用，都不能马上解决问题，所以着急也没有用。很多时候家长无意间损伤孩子脾胃，就是因为心急。孩子小，新陈代谢旺盛，自身恢复能力很强，调理恢复的机会很大，用对方法，效果也会很明显，所以不用太过担心和着急。

（2）与家人沟通。知道孩子出现问题的原因和调理方法后，日常就要执行，前提是家人也要齐心协力，特别是直接参与带孩子的爷爷、奶奶等，要做好沟通，让大家也知道为什么要这样做，获得理解，一起科学喂养孩子。更重要的一点是，要让家里老人也放松，不要太焦虑。家人担心，过度焦虑，整个家庭氛围就不好。不要以为孩子小不懂，压抑的家庭氛围对孩子情志的影响很大。

（3）清晰饮食原则。案例中孩子这个时候重点不是要增加营养，而是要恢复脾胃功能。孩子9个月，是添加辅食的时候，这个阶段也是家长喂养不当导致孩子脾胃损伤的多发期。脾胃功能差、消化功能明显差的孩子，辅食要延迟添加，添加的量和添加的频次都要比正常的孩子少，以孩子的消化情况为依据调整数量和次数。

（4）每天观察消化。这是家长必须每天坚持做的事。用"许氏10秒消化判断法"，每天在固定时间里（最好是早餐后半小时）检查孩子的舌苔、口气、大便、睡眠，如果不正常，就是消化不好的表现。这时候首先要减少奶量，孩子不吃不要勉强他；其次可以用三星汤搭配素食调理3天左右，以助消化。

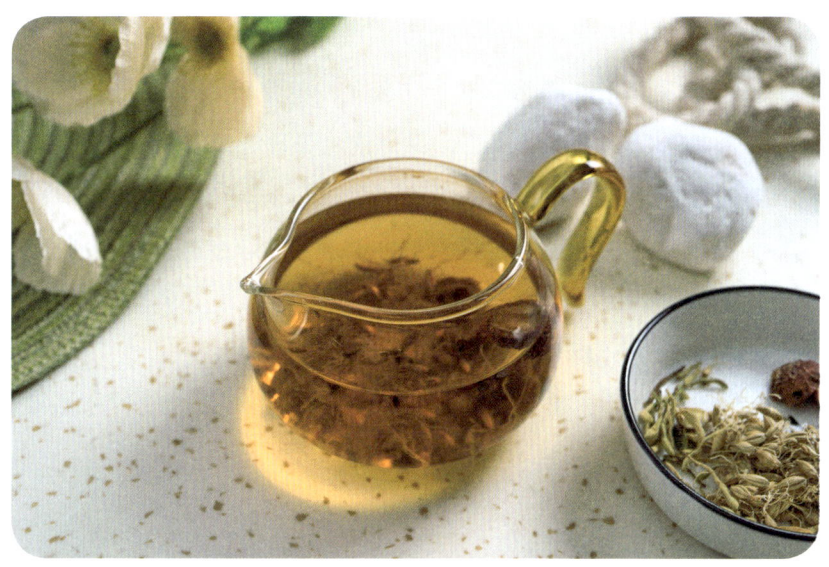

食疗方推荐·三星汤

材料

谷芽 10 克，麦芽 10 克，山楂 5 克。

做法

1 岁以上，1 碗半水煎至半碗，配合素食服用；1 岁以内，1 碗半水煎成小半碗，喝时奶要冲稀，减少或暂停辅食。

功效

消食导滞，健脾和胃。

用法

药效温和，普遍适用。消化不好时，三星汤＋素食喝 2~3 天；日常保健时，三星汤＋素食 1 周 1 次。

注意：

① 喝三星汤的 3 天需让孩子吃素食，不要喝肉汤、吃肉等；一定要吃鸡蛋的，只能吃蒸鸡蛋，因为蒸鸡蛋比炒鸡蛋、煮鸡蛋容易消化。

② 谷芽、麦芽、山楂可以炒也可以不炒，炒过的会更温性，也没有那么酸。

③ 如果汤太酸孩子不爱喝，可以放一点黄糖调味。

（5）消化好的时候健脾。孩子脾弱，只消积、不健脾，体质短时间难有明显改善。消化好、无病痛的时候，可以给已添加辅食的孩子每周 1 次小儿健脾方。同时做小儿推拿，坚持一段时间，改善脾胃运化能力的效果会很明显。

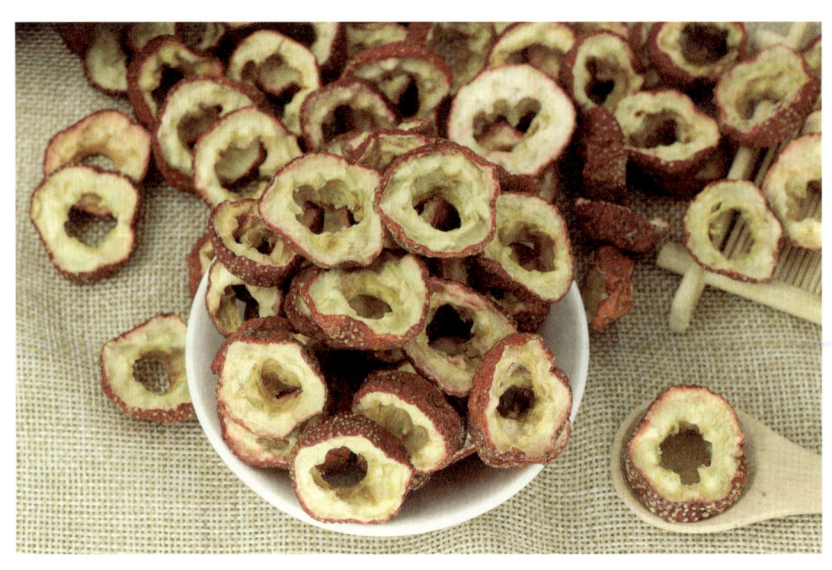

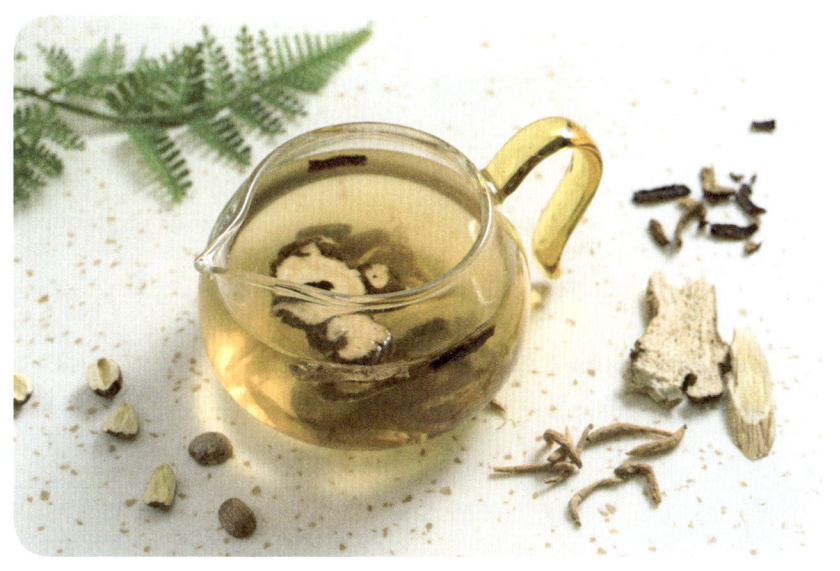

食疗方·小儿健脾方

材料

太子参6克，白术8克，去芯莲子5克，陈皮1克。

做法

材料下锅，加2碗水煮至半碗即可。

功效

健脾和胃。

用法

每周1次。加辅食后的孩子对证服用。

孩子消化情况一直比较差的话，坚持做小儿推拿。每天1次，5天为1个疗程。1个疗程结束后停1~2天，再继续下1个疗程。

摩腹
①逆时针方向摩腹3分钟。
②顺时针方向摩腹1分钟。

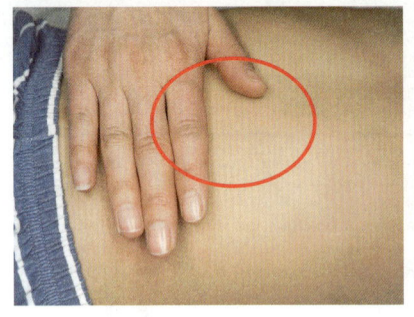

清脾经　100～200次

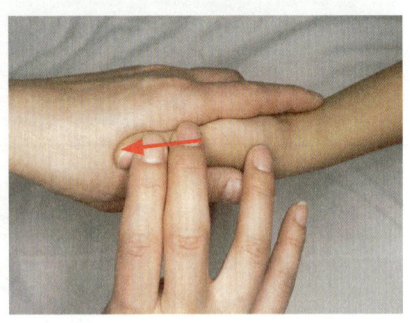

清胃经　50～100次

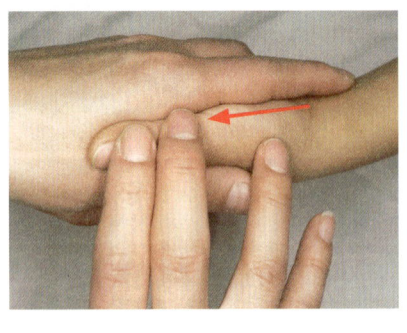

平补平泻大肠经
1岁以下100次，1～2岁200次，2岁以上300～500次。

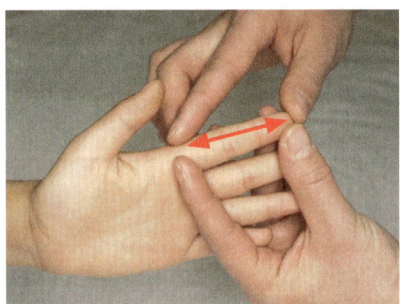

顺运内八卦　50～100次

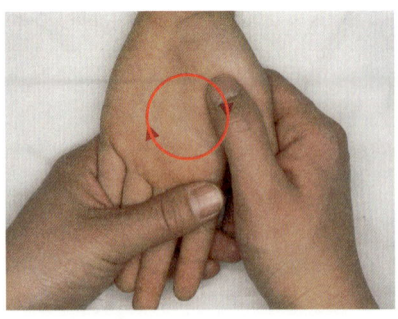

推下七节骨　100～200次

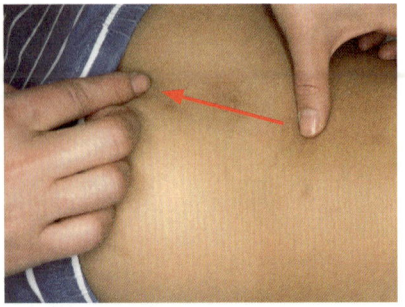

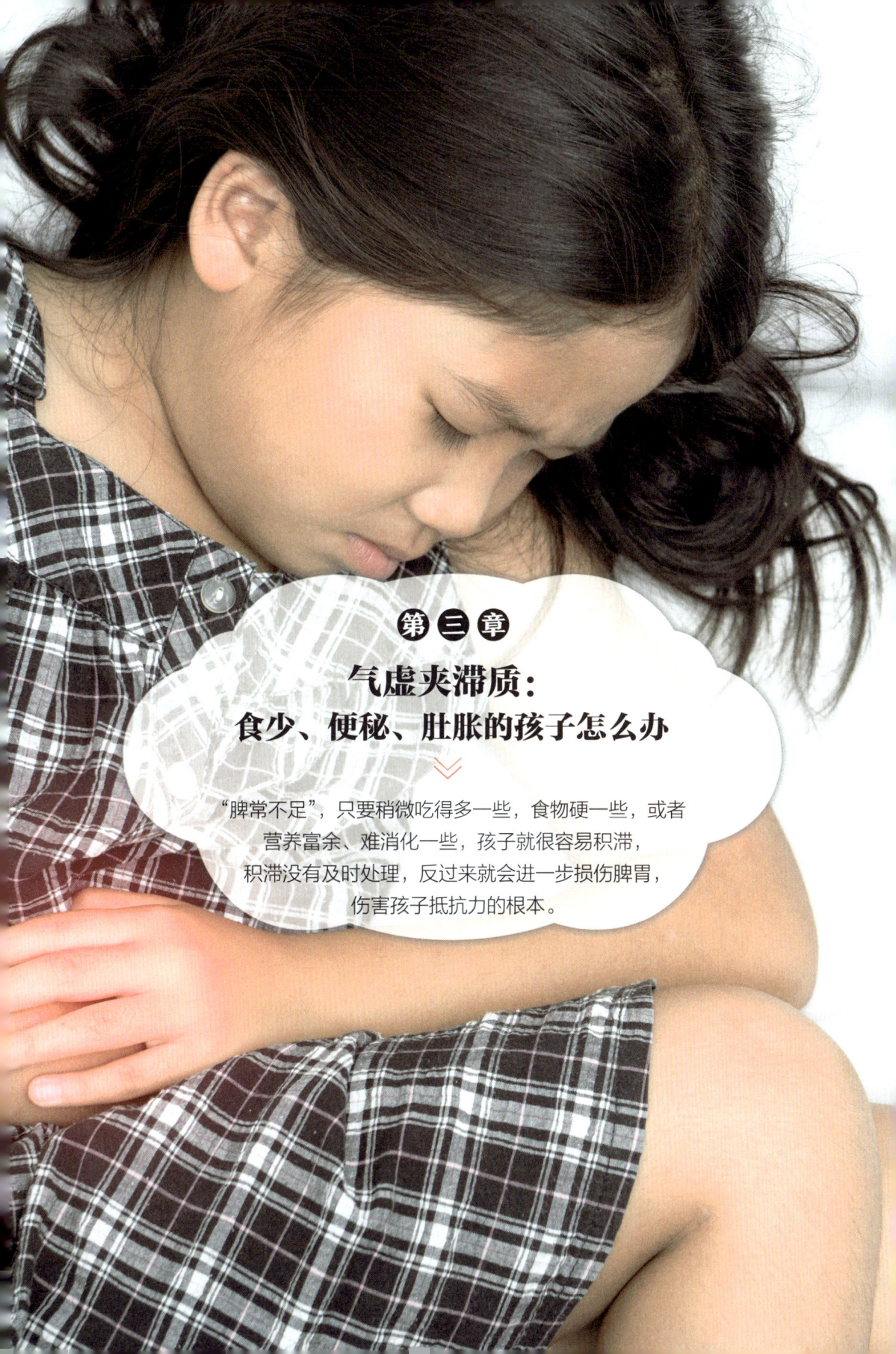

第三章

气虚夹滞质：
食少、便秘、肚胀的孩子怎么办

∨

"脾常不足"，只要稍微吃得多一些，食物硬一些，或者
营养富余、难消化一些，孩子就很容易积滞，
积滞没有及时处理，反过来就会进一步损伤脾胃，
伤害孩子抵抗力的根本。

1. 儿童常见气虚夹滞质、常有积食

长期积食的孩子，或者先天禀赋较差的孩子，脾的功能都比较弱，稍微不注意，就会积食。脾虚加上积滞，称为气虚夹滞质。常言道："脾胃气虚，功能减弱，饮食所伤，积聚脾胃，引起气虚夹滞质。"绝大多数气虚质的孩子都是"易积易滞"的。

很多家长往往找不到孩子积食的原因，就不敢判断孩子是否积食。

什么是积食？

积食或者食积，就是中医讲的"积滞"。简单理解就是食物在脾胃消化不了，积聚滞留在消化系统。西医说法为消化不良，或胃肠功能紊乱。

积食最主要的原因就是小儿喂养不当。乳贵有时，食贵有节。家长逼着吃、追着喂，给孩子吃太多，或者孩子不知道节制，自己吃多了，就会造成积食。

积食最主要的表现就是不思饮食，食而不化，腹部胀满，大便不调，少数积食的早期还会突然吃得比平时更多等。孩子有口气、晚上睡不好、大便不正常、舌苔厚，这些也都是积食的表现。

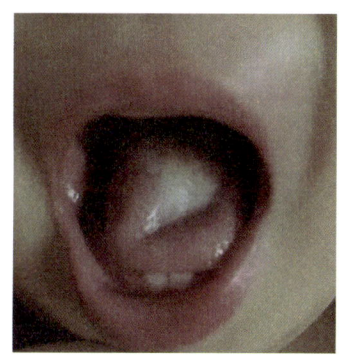
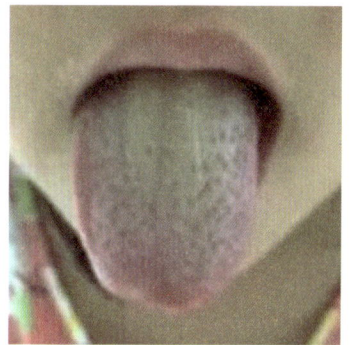

积食舌象　　　　　　　　　　积滞化热舌象

　　脾虚的孩子容易积食，而积食会给脾胃带来压力，进一步损伤脾胃功能，造成脾虚更甚。严重的积食时间一久就会产生疳积。

　　几个月大的宝宝的大便有明显奶瓣和残渣，家长仍会问："医生，宝宝这是积食吗？但是我们是母乳喂养，我饮食很清淡，也没有给他吃很多，怎么就积食了呢？"

　　成年人对脾的要求，就是满足日常能量的消耗即可，但是孩子对脾的要求除了要满足日常能量的消耗，还要满足快速生长发育的需求。因此，孩子脾的负担，实际上相对来说比成年人更大。但是，孩子"五脏六腑，成而未全，全而未壮"，脾胃机能稚嫩，功能薄弱，相比生长发育需求来说，孩子脾的能力就显得不够了，这就是中医常说的"脾常不足"。

　　"脾常不足"，所以只要稍微吃得多一些，食物硬一些，或者营养富余、难消化一些，孩子就容易积滞，积滞没有及时处理，就会进一步损伤脾胃，伤害孩子抵抗力的根本。很多家长，因为"想不通"，所以"不相信"，继续给孩子喂很多，孩子有问题就吃益生菌或者换奶粉，这么做反而进一步伤害了孩子的脾胃肠道。

　　如何给孩子调理气虚夹滞呢？我们先从"滞为何物"说起。

2. 积食的多种发展

积食得不到消导，就在体内囤积堵塞。囤积堵塞的越来越多，脾越来越疲惫，营养、津液、气血都会被堵住而不能流通，就形成了滞。营养、津液、气血无法运送到五脏六腑，那孩子不仅不能正常生长发育，还可能会生病。

初伤乳食，称为新积。这时候积食刚刚形成，病位还在胃肠，孩子开始有不爱喝奶、喝奶的时候烦躁的表现，或者大便有奶瓣、甚至水渣分离。只要减少饮食，或母乳喂少1分钟，或配方奶冲稀一点，辅食减量，不要哄喂，孩子很快就能调节过来。切忌过度强调定时定量喂养，不要要求孩子每天喝多少毫升奶、吃多少饭，而应按需喂养。

此外，新积的孩子，病位多在胃，第2天舌苔就会比较厚，口气也会大一些，或者大便不正常，晚上睡觉不安稳。上述情况明显的，应该让孩子清淡饮食，减少食量，可以服用三星汤，调整2~3天。

积食日久，就会形成久积。久积就会气滞郁热，孩子的气血和津液也会有所损伤。这时候病位已经在脾胃了。

久积的孩子，头发和面色都发黄，显得比较干瘦，有的孩子的肚子会胀大，经常肚子痛或者大便秘结，老是拉"羊咩屎"。晚上睡觉不"老实"，翻来覆去，喜欢趴着睡，半夜会哭，或者磨牙，也容易盗汗。这类孩子，往往消导能力比较差，要配合健脾助运，慢慢提高脾的能力，易积滞的情况才会慢慢好转。特别要注意的是，健脾补益的食疗方一定要在孩子消化好、无病痛的时候，抓紧时机给孩子服用。当孩子有积食时，则要先积极消食导滞，且应配合素食。

孩子消化好时应该如何调理呢？除了每周1次三星汤搭配素食进行保健、预防积食外，日常可以多用太子参泡水给孩子喝，每周2次。另外久积就会气滞，理气最好用陈皮，煮粥、煮汤时可以放一些陈皮，或者直接用陈皮泡水给孩子喝。1岁以上的孩子都能喝但每周不超过3次，每次1~3克，且有

"热气上火"表现时不能用陈皮。

如果不及时助消化、合理健脾，积久就会成疳，疳积是更严重的脾胃问题，必要时要就医调治。

什么是疳积？

疳积是疳证和积滞的总称。简单理解就是积食很严重了，变成疳积，主要的特点就是明显的形体消瘦。疳积的孩子身体长期得不到充足的养分，已经影响了生长发育。西医的说法是儿童营养障碍性疾病、长期的消化不良、吸收不好，包括多种能量、维生素、蛋白质、微量元素的缺乏。

"积为疳之母""无积不成疳"的意思就是：久积成疳，积食久了导致疳证的产生，而积食的主要原因就是长期饮食喂养不当。

根据严重程度，疳积主要分为疳气、疳积、干疳 3 个阶段。那么家长如何初步判断孩子有没有得疳积呢？

疳气：孩子消瘦，面色萎黄，食欲不振，大便干稀不调，精神不振，好发脾气。

疳积：形体消瘦明显，孩子的肚子大，甚至青筋暴露；面色萎黄，毛发稀疏，老是掉头发；脾气烦躁，动不动就发脾气，但是有时候又很胆小怯懦；有时候会揉眼睛、挖鼻子或者吃指甲。

干疳：孩子极度消瘦，皮包骨头，皮肤干枯有皱纹，精神萎靡，啼哭无力、无泪，或可见肢体浮肿。孩子干疳需要马上就医治疗。

为什么处理孩子积滞那么重要？

脾是后天之本，是气血生化之源。"脾主运化"，脾最主要的功能就是负责消化吸收食物，并向五脏六腑输送营养，是人体能量的制造中心和运送枢纽。所有给孩子补充营养、补脾益气、增强抵抗力等的调理，都必须在孩子不积食的基础上，否则不会有理想效果。

总结

气虚夹滞的表现：舌苔白厚，有口气，大便不正常，或溏稀，或硬结，睡眠质量差，小动作多，易惊醒、夜啼等。

积滞化热的表现：舌苔黄厚，舌质红，口气酸腐味重，小便黄短，大便硬结，睡眠质量差，有"热气上火"的种种表现。

3. 你以为孩子是上火，其实没那么简单

通常来说，上火分为虚火和实火。

虚，就是少了，缺乏。虚火，就是阴液不足，不能制阳。这样一来，阳就显得过亢了。唾液、血液、汗液，都属于阴液。虚火的孩子，容易手脚心发热，晚上睡觉盗汗。低热孩子的体质娇弱易变，稍不注意，孩子就容易阴虚上火；连续高热，伤津耗阴，也会阴虚；长期腹泻拉肚子，好了之后没有及时补充水液，也会阴虚；长期气血不足的孩子，也容易阴虚。

阴虚的原因是缺少阴液，而不是真的阳火太大，所以，给孩子喝大量苦寒的凉茶清热解毒不仅没用，还会让虚证更虚。这时候，正确的调理方法是滋阴、补充津液。比如用麦冬、石斛煮水给孩子喝，虚火才能"降"下去。

另外，阴虚之火也与气虚阳虚有关，阴阳互相制约，阳虚至极也可能导致阴虚，通常称之为假热真寒；还有虚阳外越等情况，但这种情况调理起来比较棘手，一定要就医。

另一种情况的"热气上火"，实际上是实火。实，就是多了，多余。实通常是因为吃多了，排泄不出，积累久了就化热。我们说孩子吃了"热气"的东西上火，热气其实也是相对的，孩子能消化，就不会郁热，也就不存在上火的问题。实火，通常就是积滞郁热，这时候阴正常，但是阳过亢。

积滞的孩子，消化系统中有多余的"废料垃圾"，所以口气会大；排泄

不出，就容易出现大便硬结甚至便秘的情况。积郁久了，上炎就会出现喉咙痛、口腔溃疡等问题。孩子的嘴唇或者小脸通常是红通通的。如果发热往往是高热。

90% 的孩子上火，是因为积食

大多数孩子上火，无论是嘴唇红还是有眼屎，都是因为气虚夹滞，也就是实火。气虚的孩子，通常脾胃功能差，日常积食的可能性更大。

孩子本身的生理病理特点，就是脾常不足。正常的孩子，过量饮食，就容易出现积食的情况。何况现在的家长最怕的就是孩子营养不足，巴不得哄喂孩子多吃些，这就导致了孩子积食的情况更高发。不及时消导，就会化热上火。

遇到这种情况，有的家长会给孩子喝凉茶，清热去火，但是寒凉伤脾，这导致本来脾的能力就弱的孩子，脾会更差，更容易积滞，很快又会上火。

接着又是过度喂养、积食、寒凉食物伤脾胃，恶性循环，周而复始，孩子体质每况愈下，动不动就生病，家长也会觉得孩子很难养。其实，调理孩子常"热气上火"的捷径，就在脾胃消化。

可以用清热的方法，但这种"热气"的根本原因是积郁，所以要同时消积才会有好的效果。保和口服液、小儿七星茶在这个时候就比较合适。

防止下次上火，才是更应该关注的

咨询如何调治孩子"热气上火"，很多家长问得很专业，孩子是心火还是肝火？是肺的虚火还是实火？其实是很难一是一、二是二地将引起孩子上火的脏腑分得一清二楚，孩子不会照教科书生病，通常都是各种情况夹杂。家长没有必要去纠结这些，有时就算是医生也不一定能辨得很清楚。

孩子上火，严重的会感冒发热并发其他炎症，须就医处理；不严重时就先判断孩子是不是积滞。如果有积滞的表现，先消积，如果没有明显的积滞的表现，就看是否符合阴虚的表现，帮孩子滋阴。

更为关键的是，要重视怎么预防孩子下次上火！

无论孩子是实火还是虚火，关键问题都在脾。

脾常不足，脾运化的能力弱，孩子就容易积滞化热，出现实火；阴虚火旺，阴液不足，孩子动不动就上虚火。胃主受纳，食物进入胃转化为水谷精微，还要经过脾输送到全身。津液运化也靠脾，孩子阴虚大多为脾阴虚，所以还是脾的问题。

因此，虽然调理各种火的方法不尽相同，但关键还是呵护孩子的脾胃，及时助消化，让孩子不积食。不积滞的脾胃才能健运，食物才能被消化吸收，孩子的身体条件才符合各种健脾补益的前提。

孩子不上火，家长要做好这 3 点

学会控制，不要让孩子饮食无节制

《育婴家秘》有言："小儿无知，见物即爱，岂能节之？节之者，父母也。"小孩子懵懂无知，不知道节制，关键要靠父母。家长没有控制好孩子的饮食，饮食不合理，吃太多油腻、生冷的食物，就会损伤孩子脾胃。后天之本受损，孩子才会经常生病。

防患于未然，合理消积健脾

"四季脾旺不受邪"，我们经常说提高抵抗力，落到操作层面就是给孩子健脾。强健脾胃，夯实后天之本，让孩子整个内部机制有一个良性的循环，而不是靠大量吃保健品、维生素、益生菌。

如果孩子积食，就用这些方法帮孩子助消化：吃热，吃稀，吃少，素食，配合三星汤。

如果孩子消化好，就积极地健脾益气，可以用小儿健脾方、健脾养胃方、白术佛手汤等健脾的食疗方。

情志调理，不让孩子气郁化火

《黄帝内经》中提道："怒伤肝、喜伤心、忧伤肺、思伤脾、恐伤肾。"情志内伤，容易引发其他疾病，包括上火。

孩子虽说无忧无虑，但也有各种情绪变化，并且不会自我排解，所以需要家长呵护情志。家长要多与孩子交流玩耍，及时调节孩子的情绪。比如不要一味地批评孩子、给孩子太多压力等，避免刺激和伤害情志。

总的来说，孩子上火，不要反复地喝凉茶、清热解毒，关键在于脾胃，要及时助消化和合理健脾。

食疗方推荐·白术佛手汤

材料 白术 10 克，佛手 6 克，土茯苓 15 克，陈皮 2 克。

做法 材料下锅，加 2 碗水煲至半碗水即可服用。

功效 健脾化湿。

用法 1 岁以上孩子对证服用。每周 1 次。

食疗方推荐·健脾养胃方

材料 白术 15 克，山药 10 克，太子参 5 克，谷芽 5 克，陈皮 1 克。

做法 材料下锅，加 2 碗水煲至半碗水即可服用。

功效 健脾和胃，适用体弱易患病、面色差、胃口差的症状。

用法 3 岁以上孩子对证服用。每周 1 次。

4. 孩子不爱吃饭，到底是脾虚、积食还是疳积？

前面的章节，我们具体学习了孩子脾虚、积食、疳积的含义和表现特点，但一旦运用到具体实践上，很多家长不知道如何着手调理。从本节开始就来说一说，如果发现孩子有相应的情况该怎么应对。

简单地说，脾虚容易导致孩子积食，积食严重会产生疳积，疳积就是西医说的营养不良。脾虚、积食、疳积的孩子，都不爱吃饭，食欲缺乏。它们互为因果，可以同时存在，也可以独立存在。

孩子脾常不足，脾的功能天生就比较虚弱，容易积食，积食是孩子养不好、反复生病的主要原因，积食到一定程度变成疳积就很严重了，需要面诊治疗。

脾虚，消化不了食物，就容易生湿。所以出现以下情况的孩子脾虚的概率是比较大的，家长要留意：湿疹、鹅口疮、手脚潮湿等，甚至还会引起便秘、腹泻、痰多、咳嗽。

脾虚、积食、疳积的根本原因

脾虚、积食、疳积的情况通常出现在 6 岁以下的孩子中，主要形成的阶段在 0~3 岁。其中关键节点在婴儿期、6 个月后、1 岁以后这 3 个阶段。这 3 个阶段家长的喂养方法要合理、科学。

喂养过多，饮食受伤

《医学正传》上讲："父母不能调摄，唯务姑息舐犊之爱，遂令恣食肥甘，与夫瓜果生冷，一切烹饪调和之味，朝餐暮食，渐成积滞胶固……而诸疳之证作矣。"简单地说，就是给孩子吃得太好、太多了，引起了积滞，甚至疳积。脾胃受损就会影响消化吸收，生化乏源，累及肝肾。中医讲肝主疏泄条达气机，肝主生机，肝受伤生机就不足；肾是原动力，疳积时间长就伤肾，肾虚原动力就会不足。长期积食、疳积，后果是很严重的。

用药不当，病后调护亦不当

一些家长轻易就给孩子使用抗生素等攻伐很猛的药物。使用这些药物对肠道菌群的伤害往往比疾病本身要大得多。用药之后家长喂养不当，过急地增加营养，会进一步造成孩子脾胃的饮食受伤，开始损伤脾胃的恶性循环。

脾虚、积食、疳积的解决方法

解决孩子脾虚、积食、疳积的方法，一言以蔽之，就是科学喂养、顾护消化、有积食时及时消积、无积食时抓住时机健脾。

如果孩子胃口差、容易积食，家长要重视对孩子脾胃的顾护，可以每周给孩子喝一两天素粥，比如山楂粥、儿童四豆粥等，给孩子清清肠胃。

5. 孩子肚子胀气，哭闹不停怎么办？

很多孩子都有过肚子胀的情况，难受哭闹，不仅吃不下东西，还会放屁等，家长不知道该怎么办。

孩子肚子胀气是指胃脘部和腹部有胀满感，分为实胀与虚胀。虚胀的孩子，无论饿的时候还是饱的时候都会觉得肚子胀，不想吃饭，而且喜欢揉肚子；实胀的孩子，稍微吃一点东西就会觉得更胀，饿的时候症状缓解，此时舌苔会特别厚，而且会十分抗拒按揉腹部。

如何判断孩子是否胀气？

年龄大一点的孩子可以直接表达肚子不舒服，小一点的孩子不会说话或者表达不清，需要家长观察判断是否胀气了，这里要避开一个误区：

✕ 不能直接肉眼观察肚子是否隆起

由于孩子的腹壁肌肉尚未发育完全，却要容纳和成年人同样多的内脏器官，所以他们的肚子通常看起来鼓鼓的，仅凭肉眼无法正确判断孩子是否胀气。

√ 以手敲腹有鼓音

家长可用手在孩子的肚子上轻轻敲几下，若敲起来会响，则说明可能有胀气。

肚子里的气是从哪里来的？

胃肠道的气体除了随食物咽下的气体，还有胃肠产生的过量气体。所以，孩子肚子胀气的两个主要原因是"气体来源太多"及"气体来不及排出"。

气体来源太多：进食不当

随食物咽下的气体。很多孩子喜欢边吃饭边说话，或者狼吞虎咽，这会让空气跑进嘴里。这些气体进入胃以后如果不能顺利排出，则会堆积起来。

吃了太多易产气的食物。吃的食物在消化时会产生气体，一般来说不会造成胀气。但是如果吃了太多的豆类、甜食或不新鲜食物等容易产气的食物，就可能会造成胀气。

气体来不及排出：脾胃功能虚弱

情志受伤。俗话说"气都气饱了"，这其实暗含了情绪对于胃肠的作用。孩子生气时，属于肝火旺，而肝火常犯脾胃，或肝气郁结伤脾，气机不畅，脾胃功能受损则腹胀。

脾胃虚弱。小儿脾常不足，孩子脾胃还没发育成熟，加上后天喂养不当加重虚弱，不能运化食物，气血不能滋养肠胃，肠胃失于荣养，就会造成胀气。

孩子肚子胀气，无论是由于吃进去气体，还是排不出气体，根源都在脾胃，是脾胃运化功能不强所致。脾胃强健了，食物和气体能正常运化，胀气就很难发生。

孩子肚子胀气，怎么办？

宋代儿科名医钱乙在《小儿药证直诀》中说："腹胀由脾胃虚，气攻作也。实者闷乱喘满，可下之……不喘者虚也，不可下。"这说明治疗肚子胀要辨别虚胀与实胀，二者的治疗方法是不一样的。

实胀要消食导滞，调和脾胃

积食引起肚子胀是最常见的，尤其是孩子脾胃功能较弱，吃得多了，无法及时消化吸收，堆积在肚子里，仔细摸肚子还能发现没消化的食物块。

这类孩子往往还有大便酸臭、口气重、舌苔厚腻等积食表现。治疗以消食导滞为主，控制饮食之余还要助消化，比如喝三星汤，帮助孩子把肚子里的积食消下去，肚胀就会缓解。

虚胀要补中益气，强健脾胃

解决虚胀要困难很多，它不像实胀，是由于吃得太多导致的。虚胀是由长时间喂养不当、反复积食形成脾虚造成的。

虚胀的孩子大多身体瘦小、困倦乏力、食欲不振，问题还是出在脾上。脾虚了，气血生化乏源，运化失常，吃的东西就很容易积滞。只有理气健脾才是解决之法。

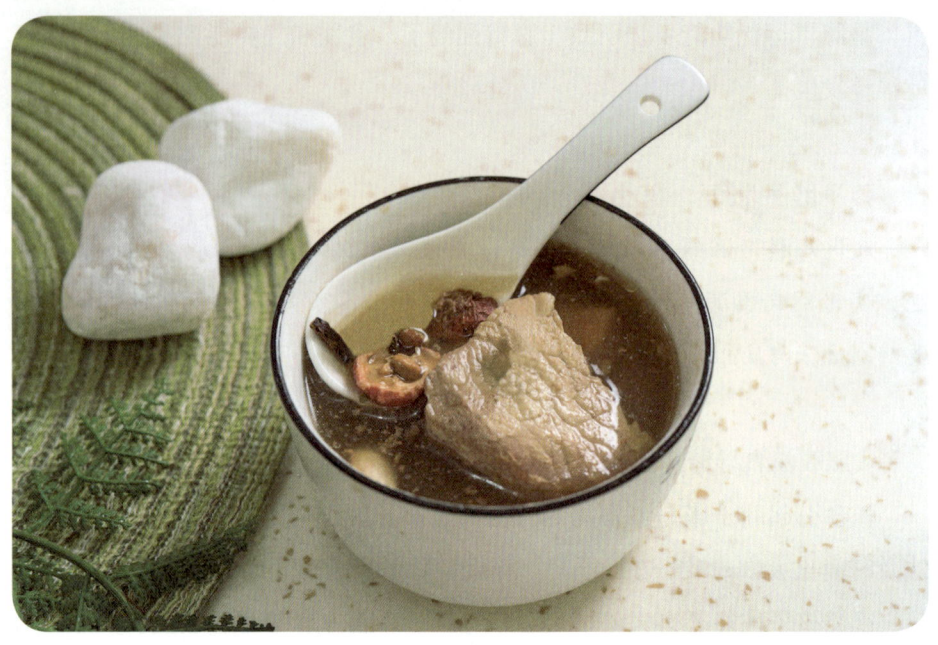

食疗方推荐·补气消滞汤

材 料

山楂 5 克，陈皮 2 克，枳实 5 克，佛手 5 克，猪瘦肉适量。

做 法

① 将所有材料洗净后一同放入锅内。
② 加适量水，小火煮 1 小时，饮汤即可。

功 效

补气消滞，适用于胃胀、胃痛等脾胃虚弱引起的消化不良等症状。

用 法

3 岁以上孩子对证服用。

小儿推拿能促进肠道蠕动和排气

以孩子的肚脐为中心，用手掌沿顺时针方向轻轻按摩肚子，每次按摩 5 分钟就可以了。此外，按摩胃部中间位置的中脘穴，肚脐侧的天枢穴，小腿上的足三里穴，也有促进肠胃消化的作用。注意，如果在小儿推拿过程中，孩子表现出不适、抗拒推拿，则不要勉强。

对于孩子来说，除了积食造成的胀气为实证外，临床上肚子胀气多为虚实夹杂，既要消食导滞驱邪，又不能攻伐太过，避免耗伤孩子的正气。强健脾胃是个长期的过程，要慢慢来，逐渐把体质调理好，孩子才能少生病。

最后提醒家长们，比起生病后治疗，预防孩子生病更加关键。日常养成良好的喂养习惯，可以减少胀气的发生。比如，引导孩子吃饭时细嚼慢咽，饭后不要立刻坐下或躺下，不要吃吃停停、边吃饭边说话等。

▶**Tips** 宝宝 3 个月肠胀气，有什么办法可以缓解呢？

肠胀气在婴儿中是很常见的，家长要尽快调整乳食喂养，量要减少，奶要冲稀。可以用两个方法来帮助缓解：一是用藿香正气滴丸贴敷肚脐，每天 1 次，每次贴 2 小时以上；二是搓热双手，轻轻按在孩子肚子上，顺时针按摩腹部，每天 1 次，可以持续进行 3~5 天。也可以做排气操或肛管排气；如果症状严重，一定要及时就医，不要自己随意给婴儿用药。

6. 宝宝进入厌奶期？其实是因为积食

网络上有很多关于婴儿厌奶期的指导，比如变着花样做辅食、更换奶粉等来吸引孩子，这样做成效其实并不大。

宝宝本来胃口挺好，没有任何生病症状，活动也正常，但突然有一段时间不喜欢吃奶，或者吃奶的时候注意力不集中，很容易被其他事物吸引，有时还发出叽里咕噜的声音。但过一段时间后，宝宝喝奶状况会自行恢复正常，医学上称这种暂时的厌奶状况为"生理性厌食期"。

出现生理性厌奶期的常见解释：婴儿的生理发育及感官功能愈来愈成熟，开始对周围的环境产生好奇并喜欢探索，自然就容易对吃奶分心。另外，6 个月以后开始为宝宝添加辅食，宝宝在吃了与牛奶不同的食物之后，很可能会"喜新厌旧"，变得不再只钟情于"奶"这种单一口味的食物。

这也是目前大多数家长对孩子厌奶的认识，觉得孩子厌奶是理所当然的。而在我看来，孩子出现厌奶期，是消化系统的"警示"！由于小儿的体质特点，孩子出现"厌奶"是正常的，但是如果不理解其真正的原因，错误应对，孩子的体质就会变得越来越差。

孩子厌奶不只是心理问题，大多是积食了

几个月大的孩子，五脏六腑和心智发育尚不成熟，怎么会有心理原因导致不吃奶呢？如果是被新的食物吸引，那么按理说新鲜的食物孩子就会喜欢吃。事实却是，通常这个时候宝宝是辅食吃得少，奶喝得也不多。饿了找吃的是天性，是人类和其他动物最本能的反应。如果孩子经常不想吃，不觉得饿，那不就是消化不好，积食了吗？

宝宝厌奶，并不只是由孩子的心理问题、注意力分散、对新鲜事物感到好奇等引起的。所谓的厌奶期，其实就是宝宝积食、消化功能紊乱的开始。

生理性厌奶期

生理性厌奶期是宝宝消化功能紊乱的早期阶段。这个时候，因为吃进去的东西不太能消化，宝宝自然就会表现出胃口不好、不愿意吃、食量减少，此时宝宝的脾胃暂未形成积滞，但宝宝厌奶，本身就是消化系统在提醒家长：该注意孩子的喂养啦！

病理性厌奶期

如果这个时候家长没有减轻宝宝脾胃的负担，而是想着办法让宝宝吃，就会形成积食。如果家长仔细检查，就会发现，这几天宝宝舌苔比较厚，有口气，大便的性状、味道、排便时间跟平时不一样，有的宝宝晚上睡觉还会不安稳，容易哭闹。这些都是积食的典型特征。"胃不和而卧不安"，消化不好，宝宝睡眠肯定就不好，严重的就会肚子胀或者腹泻，过一段时间脾胃功能就开始越来越差。这个时候是最容易受外邪侵犯的，有的宝宝还会感冒发热。

为什么第一个厌奶期通常出现在宝宝 2~3 月龄时？

正常的宝宝，1 月龄里喝奶都是很给力的。此时宝宝生长发育非常快。为了满足身体发育的需求，宝宝对食物的需求特别旺盛和迫切。有的宝宝，1月龄里一次就会喝上百毫升的奶。但是，喝奶超量，过不了多久，脾消化运化不了，胃口就会变差，对奶的需求量就会下降。因此，通常宝宝出生 2~3个月后就会出现第一个所谓的"厌奶期"。

为什么开始添加辅食的时候是孩子厌奶的高发期？

"因为辅食有味道，所以宝宝更感兴趣，因此不爱喝奶"，这个解释是说不通的。有些辅食，还不如奶粉有味道。如果宝宝连辅食都不吃，那就说明身体没有大量进食需求，家长原本喂养的食量给得过量了。

添加辅食，食物改变了性状，比原来难消化，这个时候，肠胃需要一个适应期。肠胃功能发育得比较好的宝宝，过渡得就会比较好，胃口不会有太大的变化。脾胃功能发育差一些的宝宝，这时候就会消化不了，出现积食，大便、舌苔、口气、睡眠等相应的都会有征兆。消化不了，积滞了，自然就没有胃口了。所以添加辅食的时候，宝宝特别容易出现厌奶。

要高度重视和正确对待宝宝厌奶期

错误地应对宝宝厌奶期，往往是家长损伤宝宝脾胃的开始，而脾是宝宝免疫力的根本。宝宝出现厌奶了，还给脾胃增加负担，这是对宝宝脾胃的又一次打击和损伤。从此，脾胃消化便进入恶性循环，有时家长费尽心思地给宝宝补益，宝宝却越养越瘦，就是因为脾一次次被错误的喂养、补益所伤造成的。

最常见的错误做法

① 变着花样做辅食。有些家庭，这时候会陷入比较焦虑的状态，想尽办法让孩子多吃一点。变着花样做辅食最不可取，本来孩子接触新的食物肠道就适应不了，却还增加更多新的品类，这会给肠胃造成更大的负担。

② 想办法给孩子加餐。有的家长，甚至半夜还要再给孩子加餐，或者趁宝宝睡着了迷迷糊糊的时候再喂，这都是大错特错的。宝宝睡觉，消化系统也要休息。

③ 频繁更换奶粉。看到宝宝不爱喝奶，家长可能直接想到是不是这个牌子的奶粉宝宝喝腻了，要更换别的奶粉。但是，每次更换奶粉，宝宝的消化系统都需要一个适应期，又是新一轮的脾胃挑战。

④ 频繁喂凉茶。积食的宝宝，容易有眼屎、口臭、大便秘结，很多家长以为是宝宝热气，就开始每天给宝宝喂凉茶。凉茶寒凉，进一步伤脾，宝宝脾胃就会越来越虚弱，积滞就会越来越严重，体质也会越来越差。

正确应对厌奶期的做法

① 减少喂奶的量和次数，奶粉冲稀。小宝宝喝奶，水量不变，奶粉减去1/3，先把奶稀释了。每天可以减少 1~2 次喂奶。不要频繁更换奶粉，让宝宝的脾和肠道充分休息和恢复。母乳妈妈一定要饮食清淡，不要过于补益，必要情况下，每次喂母乳的时长减少 1~2 分钟。

② 减少辅食的量，或者推迟添加辅食。辅食不能再添加新的品类，总体也要减量，原来每天喂 2 次的，就减少到 1 次；原来脾胃功能就比较薄弱的，

比如先天就是过敏体质的、用过抗生素的宝宝，就要推迟添加辅食的时间，让宝宝的肠道有个适应的过程。

③ 每天检查宝宝的消化情况。对于 1 岁以下的宝宝，应重点观察大便是否水样、蛋花样、有奶瓣或辅食残渣，或硬结；其次看其睡眠状态，如果不是很正常，就要继续清淡饮食，减少喂养的量。

④ 可以用三星汤和小儿推拿法来帮助宝宝促进消化。三星汤是非常温和的，1 岁以下宝宝也可以喝，宝宝积食的时候喝 2~3 天，期间减少喂奶量，减少辅食或暂停辅食。小儿推拿法，越小的孩子越有效果，积食不严重就没必要去医院做。家长在家里就可以帮宝宝推拿按摩助消化，做 5 天，停 2 天，再接着做。

7. 孩子攒肚到底是什么？

婴儿两三天不排大便，家长会认为宝宝只是在攒肚，甚至有些四五天，更夸张的十几天，有的家长宁愿相信宝宝是攒肚，也不愿意按便秘治疗。攒肚好像和厌奶期一样，成了大家普遍接受的现象。

对于宝宝攒肚的现象，我发现家长普遍持两种态度：一种是便秘排不出，使用开塞露；另一种则是吸收好长身体了，没有东西排了。那么，攒肚真的正常吗？

什么是攒肚？

攒肚是民间的一种说法，医学上是没有这种疾病的。它通常是指婴幼儿大便不规律了，减少了，或者几天不排大便的情况。

家长要掌握一个规律：只要孩子大便不正常，包括次数、味道、颜色、性状、时间不正常，就说明孩子的消化不正常了。它是一种孩子胃肠运动功能失调的信号，家长要有所警惕。

攒肚和便秘是一回事吗？

不是。但是攒肚可能发展成便秘。

攒肚，是因为宝宝年龄小、消化功能不成熟，加上饮食不合理，或天气影响、受凉等，诱发的胃肠运动功能失调，吃进去的食物不能很好地被消化吸收，在肠道中停留时间过长，导致宝宝出现类似于便秘的表现。其实，这就是"新积"的一种表现。

在宝宝出现攒肚的情况下，如果不及时采取应对措施，是极有可能转变成实秘的。这时候用开塞露可能会有些效果，但是对于小宝宝，不建议经常用。

孩子不排便会不会是没吃饱？

有种饿，叫"妈妈觉得饿"，没有一个妈妈不担心宝宝肚子饿。

宝宝不排便，其实是吃多了，而不是吃少了的表现。如果继续给宝宝吃很多，孩子积食的情况不能得到缓解，就会新积变久积，导致脾胃功能受损，反复地出现攒肚、乳积的情况。

吃母乳的宝宝会攒肚吗？

很多吃配方奶粉的婴儿，可能由于一些原因，比如，奶粉中的某些成分不易被吸收、奶粉冲得太浓，导致消化不良，容易形成攒肚。

而通常，用纯母乳喂养，宝宝吸收更好。母乳喂养的宝宝排便次数会比奶粉喂养的宝宝多。但如果宝宝吃得过多，母乳妈妈饮食不注意，过于有营养、肥甘厚腻，宝宝同样会攒肚。

孩子攒肚怎么处理？

① 助消化：调整孩子饮食，减少乳食，可以给宝宝喝三星汤助消化。

② 小儿推拿：攒肚的通常都是小宝宝，这个时候是宝宝构建自身肠道菌群的关键期，不建议用药，包括益生菌、开塞露。错误的通便方法还会

刺激肠道，而且往往治标不治本。小儿推拿是最为安全有效、不破坏孩子自身内部微生态平衡的方法之一，无论是攒肚、积滞还是便秘，效果都很明显。

8. 消食导滞法——10 秒判消化，5 招助消化

孩子吃多了会积食，吃难消化的会积食，生病了会积食，状态不好也会积食。积食了，进一步伤脾，营养更吸收不了，脾的运化能力进一步下降，孩子就会更容易积滞，形成脾胃受损的恶性循环。

最难的，是孩子自己不会说，无法直接告诉家长："给我吃得太多了，我积食了。"所以，家长要从孩子的日常细节中判断孩子是否积食了，这是家长必须要掌握的知识！

10 秒判消化

只要控制好孩子不积食，80% 以上的感冒发热都可以避免。家长只要每天花上 10 秒钟，用好"许氏 10 秒消化判断法"就可以判断孩子的消化情况。

① 观舌苔。舌苔是胃津上承而来，如果出现明显的舌苔厚，那么孩子脾胃的状态肯定是不好的，表明孩子有积食。

② 闻口气。口气即胃气，如果孩子口气大、酸臭，也是食物不消化，积滞的表现。

③ 察睡眠。胃不和则卧不安。孩子晚上睡不安稳，比如哭闹、翻来覆去、大汗、磨牙、趴着睡，家长首先要想到的就是积食的问题。

④ 看大便。大便的情况能反映脾胃肠道的状态，越小的孩子越明显。主要观察大便的时间、次数、性状、颜色、味道等，如果大便不正常，比如有食物残渣、便秘、水样便、泡沫等，那么脾胃的状态也是超负荷的。

判断孩子积食，还有很多其他的方法，比如，手上有倒刺、脸上有白斑、鼻梁上和额头上有青筋、长眼袋等，这样的孩子大多是脾虚明显，往往有积滞。不过，最简单的判断，就是从以上归纳的四个方面判断：舌苔、口气、睡眠、大便。但凡孩子有一个方面出现不正常，家长就要警惕，如果有两个方面以上同时不正常，这个时候就需要及时干预。不及时消食导滞，很容易积郁化热，孩子抵抗力也会下降，就容易感受外邪，感冒发热。

5 招助消化

如果发现孩子积食，最安全有效的方法就是给孩子吃少、吃热、吃烂、吃素，配合素食喝三星汤。

第 1 招：吃少。脾胃过负，首先就要减负。总的来说就是孩子总体摄入量要比平时少一些。比如说平时每餐 1 碗的，就减少至 2/3 碗，喝奶的时候，同样的水，奶粉减少 1/3。每一餐的量都减少一些，可以加 1~2 餐点心，少食多餐，但是孩子每天总体吃的量要比平时少。这样脾胃的负担才能减轻。

第 2 招：吃热。孩子胃肠功能不成熟，热食易消化，冷食难消化。要选择清淡、平性的热食喂养孩子。

第 3 招：吃烂。和第 2 招是一样的道理。提前用烹煮的方法分担消化系统的一部分工作，让食物更软烂、更好消化。

第 4 招：吃素。控制饮食，食物要好消化。一些荤腥滋腻、煎炸难消化的食物就不要吃了。吃素不仅仅是不吃肉，最好连肉汤都不要喝。吃 3 天左右素食，不严重的积食情况就可以控制下来。

第 5 招：喝三星汤。在前几招的基础上，配合素食给孩子喝 2~3 天三星汤，帮助消食导滞。此方的药材、用量都是很温和的，消导的效果也很好，而且全年龄孩子适用。

很多家长问可不可以给孩子吃鸡内金、独脚金、神曲、大山楂丸等，这些也是可以消食导滞的，但是各有侧重。有的可能力道太大，不像三星汤这么温和，有的又偏寒凉。而且，过度给孩子消导是会损伤阳气的。三星汤性味微微偏温，最适合孩子虚寒体质。但也因为其本身很温和，所以一定要配合素食效果才会好。喝三星汤那几天，可以明显看到孩子大便偏黑偏棕偏臭，那就是清肠胃的过程。

以上消食导滞法每个家长都应该掌握！调整之后，家长要检查孩子大便、口气、睡眠、舌苔四个方面的情况有没有改善。如果有改善，就是有效果；如果没有明显的改善，就要再观察调整，继续清淡饮食，必要时考虑攻补兼施治疗。

如果从孩子很小的时候，家长就懂得呵护其脾胃，那才是真正意义的赢在起跑线上，达到中医"治未病"的最高境界。

食疗方推荐·山楂麦芽汤

材料 山楂 3 克，山药 10 克，麦芽 8 克，去核大枣 1 枚，陈皮 1 克。

做法 ① 将材料用水洗净备用。

② 把所有材料一起放入炖盅，加入 2 碗清水和 1 片生姜，炖约 1.5 小时，最后加盐调味即可。

功效 调和脾胃，消食导滞，每周 1~2 次。

用法 1 岁以上孩子对证服用。

9. 孩子素食，什么能吃？什么不能吃？

在"5招助消化"中，提到了让孩子吃素食，很多家长就会问：吃鸡蛋是不是吃素？煲汤放肉只喝汤可不可以？孩子长期吃素，营养会不会跟不上？本节就和大家聊聊素食的那些事。

素食的理念很早就有了，古人在重大祭祀活动前一定要"茹素数日，以净其身，清其心"，民间也有农历初一、十五吃素的习俗，通过吃素来修心养身。

《匡谬正俗》中对素食的解释是："案素食，谓但食菜果饵之属，无酒肉也。"就是说，吃素就是不吃动物的肉等荤腥之物。

吃素食大致分两类：第一类是可以喝牛奶，或者吃鸡蛋；第二类是纯素食，完全不吃任何来源于动物的食物。

让孩子吃素究竟是哪种呢？其实完全不用纠结这些。让孩子吃素的目的，是让脾胃肠道休息恢复，通常素食可以促进消化。所以，大家不要为了吃素而吃素！

素食的目的，是让脾胃肠道休息恢复

生病或是反复生病体质差的孩子，脾胃的消化吸收能力多数不太好。尤其是孩子没胃口，不想吃，更是明显的肠道需要休息的信号。这时候，应该让孩子吃素食，减轻脾胃肠道的压力，让消化系统休息一两天。而不要过于担心孩子营养跟不上，想尽办法去哄喂孩子。其实，在孩子不吃的时候，哄骗强喂食物只会令孩子脾胃更伤、营养更差。

如何给孩子正确吃素？

《黄帝内经》中说："五谷为养，五果为助，五畜为益，五菜为充。"让孩子吃素，不是说完全不吃肉，孩子能吃什么最主要看消化。孩子能消化，什么都能吃，身体才有营养。如果孩子无法消化，吃多反而对身体有害无益。

日常三餐中，谷物作为养育人体的主食，五谷进入脾胃，运化而成精气，最能养脾胃；果类食物含有丰富的营养成分，对身体有助养的功效；肉食有补益身体的作用；蔬菜能帮助气机运行，使精气进入脏腑，使身体充盈。

因此，孩子饮食要营养均衡，应以谷物为主食，辅助以水果、肉、蔬菜等食物。必要时，给孩子吃素，应做到：

√ 可以吃根茎类食物，如萝卜、土豆、红薯、山药等，这些食物营养丰富，且益脾胃。

√ 可以吃黑色的食物，如黑木耳、黑豆、黑芝麻等，黑木耳能清洁消化道，被誉为"素中之荤"。

√ 可以吃葱、姜、蒜、花椒、孜然等，这类调味品味辛性温，有温阳散寒的功效。注意有"热气上火"表现的孩子不宜吃这类偏辛温的食物。

× 不建议长期吃纯素食，孩子生长发育快，对营养的需求比较大。

总的来说，重要的不是吃素本身，吃素只是孩子重新修复消化功能的方法之一。如果消化好，脾胃能消化吸收，吃肉、吃蛋都可以。很多家长听到给孩子吃素就很抵触，认为孩子身体本来就不好，再不吃点好的补充营养，身体怎么会好转呢？家长的观念往往是要健康，就要补充各种营养。但实际上，如何补、补了能不能吸收才是最重要的，这一点却往往最容易被忽略。切记，与其盲目进补，不如关注孩子脾胃是否能有效吸收。

孩子遇到哪些情况最好素食几天？

俗话说"病从口入"，孩子经常生病，主要还是与饮食习惯有关。日常生活中，家长给孩子吃鱼吃肉补充营养没错，但孩子脾胃虚弱，需要清淡饮食时，还一味大鱼大肉就不好了。

病后恢复期

《黄帝内经·素问·热论》有言："病热少愈，食肉则复，多食则遗。"意思是说，孩子生病刚好不久，吃肉会让病情反复，甚至出现后遗症。

很多家长觉得孩子生病后，身体肯定很虚，要吃点补品，其实这样做是不合适的。孩子刚经过药物的"摧残"，受到损伤的脾胃还没有足够能力来消化肉类。所以最好素食 3~5 天，让肠胃恢复，再慢慢增加营养，根据消化状况逐步恢复正常饮食。

调理脾胃消积食

如果孩子出现便秘、口臭、大便臭、舌苔白厚，家长就要注意孩子是不是吃多了，导致积滞，这时候要减少摄入难以消化的食物，最好是素食。

调整"无肉不欢"的饮食习惯

现在生活条件普遍较好，家长还老是担心孩子营养不够，拼命给孩子吃肉进补，或者家中很少吃素食，使得孩子养成了爱吃肉、不爱吃蔬菜的习惯。

吃肉容易生痰湿，肥甘厚味的食物往往难以消化，小孩子脾胃运化能力较弱，更容易伤及脾胃，内生痰湿，容易肥胖，所以，纠正孩子"无肉不欢"的饮食习惯，可以偶尔素食。

孩子可以长期吃素食吗？

孩子长期吃素会不会造成营养不良、长不高？会！

不建议让孩子长期吃素，最常见的素食目的是帮助脾胃消化恢复健运，通常吃 2~3 天，加上助消化的药物就可以了。长期吃素，孩子营养跟不上，"气"更不足，又怎么会长得好呢？

如果长期吃素，还总是积食，那就要考虑攻补兼施了，必要时须请专业的医生面诊调理。

10. 无论积滞还是便秘，小儿推拿效果显著

1 岁以内的孩子要用好小儿推拿助消化。

推拿方法：清脾经 100~200 次；清胃经 50~100 次；摩腹顺时针 3 分钟，逆时针 1 分钟；平补平泻大肠经 1 岁以下 100 次，1~2 岁 200 次，2 岁以上 300~500 次；顺运内八卦 50~100 次；推下七节骨 100~200 次。

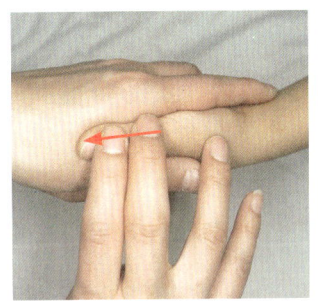
清脾经

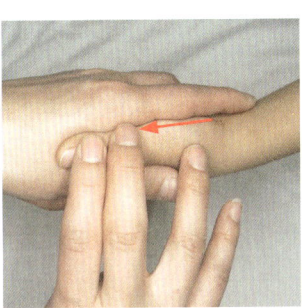
清胃经

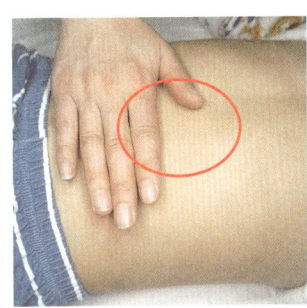
逆时针方向摩腹、顺时针方向摩腹

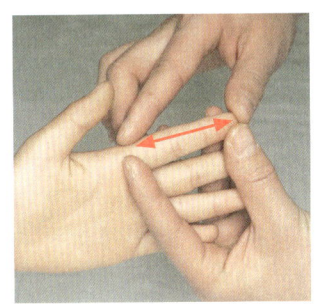
平补平泻大肠经

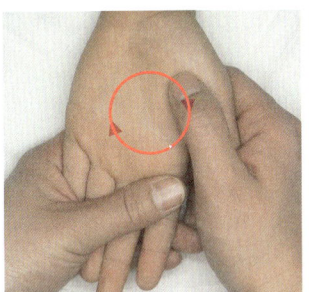
顺运内八卦

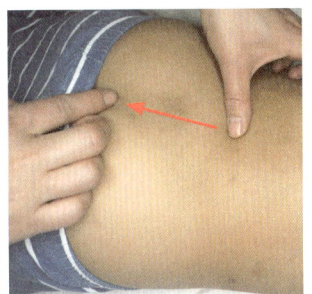
推下七节骨

其中，腹指脐周大腹部，给孩子摩腹助消化时，应用手掌或四指按摩孩子脐周大腹部，顺时针方向摩腹 3 分钟，再逆时针方向摩腹 1 分钟。

顺时针方向摩腹能促进肠道的蠕动，帮助加快排出不消化的食物；逆时针方向摩腹可补益脾胃。

孩子消化好时，可以顺时针方向摩腹 1 分钟，逆时针方向摩腹 3 分钟保健。

母乳宝宝出现黏液便便，妈妈和宝宝应该怎么吃？

问：宝宝3月龄，之前大便有黏液，每2天喝1次茯苓陈皮白术水。后按照三星汤加几味药吃了3天，大概每天喝30~40毫升。现在大便仍有黏液，不是很臭，舌苔不是很白，肚子感觉有点胀气，吃得少，不哭闹，白天睡得少，晚上10点睡觉到第2天早上6点起来。宝宝目前母乳喂养，妈妈吃得很简单，日常饮食多是青菜、猪瘦肉和鱼。现在宝宝需要如何调理？情况严重吗？

答：先来归纳一下这个孩子的问题。

① 3月龄母乳宝宝，大便出现黏液，不臭；腹胀。

② 喝了几天三星汤，控制吃奶量，每2天喝茯苓陈皮白术水，症状无变化。

③ 母乳妈妈饮食清淡。

一般认为，宝宝每天3次以上出现黏液样大便即为腹泻。母乳宝宝腹泻，一般为积食、脾胃不和、感染、受寒、受惊，或母乳妈妈饮食、起居不当引起。

结合案例分析，案例中的母乳宝宝大便带黏液、不臭，可以排除热性腹泻；减少吃奶量、喝三星汤后，黏液便症状无好转，也不见舌苔厚腻，大便干结、臭，口气大，睡眠异常等积食的症状，可以排除积食腹泻；无发热、呕吐等感染症状，也排除了受惊的情况。根据症状判断，是虚寒性腹泻。

虚寒性腹泻最主要的症状为：排泄物清稀、臭味不明显、舌质淡、舌苔白，有些小孩子还会伴随出现腹部、四肢发凉等情况。

造成虚寒性腹泻的原因有两种，外因是感受风寒，内因是本身的体质虚寒，或饮食生冷、寒凉。

案例中的宝宝，家长描述不多，我们无法得知他本来体质是否虚寒，可能是日常起居中，不小心受寒而引起的黏液便，特别是一些消化功能本来就不太好的小孩，稍微吃一点生冷、湿热的东西，吹一吹风，就容易导致大便异常。这时我们应该怎么办呢？

驱风散寒，合理使用藿香正气口服液

口服

5 岁以上的孩子，每次吃半支，每天 3 次，服用 1 ~ 3 天；1 ~ 5 岁的孩子，每次吃半支，每天 2 次，服用 1 ~ 3 天。案例中的宝宝，可以每次吃半支，每天 1 次，视情况服用 1 ~ 3 天。

敷肚脐

用棉球蘸取藿香正气口服液，放到孩子肚脐里，然后用创可贴覆盖。晚上洗澡后使用，保留 1 晚，第 2 天揭掉。

泡脚、泡澡

将 2 ~ 3 支藿香正气口服液兑入温水中，给孩子泡脚、泡澡，也能起到驱散风寒的作用。

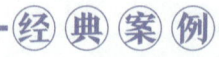

孩子吃母乳也会消化不良，需要健脾、助消化

根据案例中母乳妈妈对孩子舌苔、大便、口气、睡眠的描述，能够判断这个孩子是没有积食的，但是消化功能不是很好，因此减少了喝奶的量。同时妈妈清淡饮食，给宝宝喝三星汤助消化，这些做法都能减轻宝宝脾胃的负担，让脾胃得到休息，是正确的。

除了让脾胃减轻负担，等到孩子大一些，在没有积食的情况下，还需要养护脾胃，可以选择一些健脾胃的食疗方，如健脾养胃方、白术佛手汤等。消化功能强健，孩子就不会一受风吹就出现腹泻、便秘等情况。

除了每周喝 1 次三星汤预防积食、护养脾胃外，1 岁以上的孩子还可以喝陈皮水。陈皮性温，非常适合给孩子健脾、化寒湿。可以在开水中加入 1~2 克陈皮，待温度适宜后，不时地给孩子喝，但也要注意，陈皮性温，孩子"有热"时不宜服用；平时给孩子保健，每周不宜超过 3 次。

母乳妈妈营养过剩会影响孩子，妈妈也需要忌口

产后的妈妈，最怕的就是不停地进补，妈妈消化的营养是会通过母乳传递给孩子的。妈妈出现上火、消化不良等症状，也会影响孩子。给哺乳期妈妈过度进补，有时候妈妈的身体能承受，宝宝稚嫩的消化功能却承受不了。

因此，很多母乳宝宝出现消化问题，我都会建议妈妈清淡饮食，但是也不能过分清淡，只吃青菜、瓜类、水果等。青菜、瓜类、水果大多性偏寒凉，妈妈吃多了不仅会影响产后恢复的质量，还会把这种"寒"传递给孩子。妈妈还要保持营养的均衡，在正常饮食的基础上吃清淡、少吃肥甘厚腻的食物。

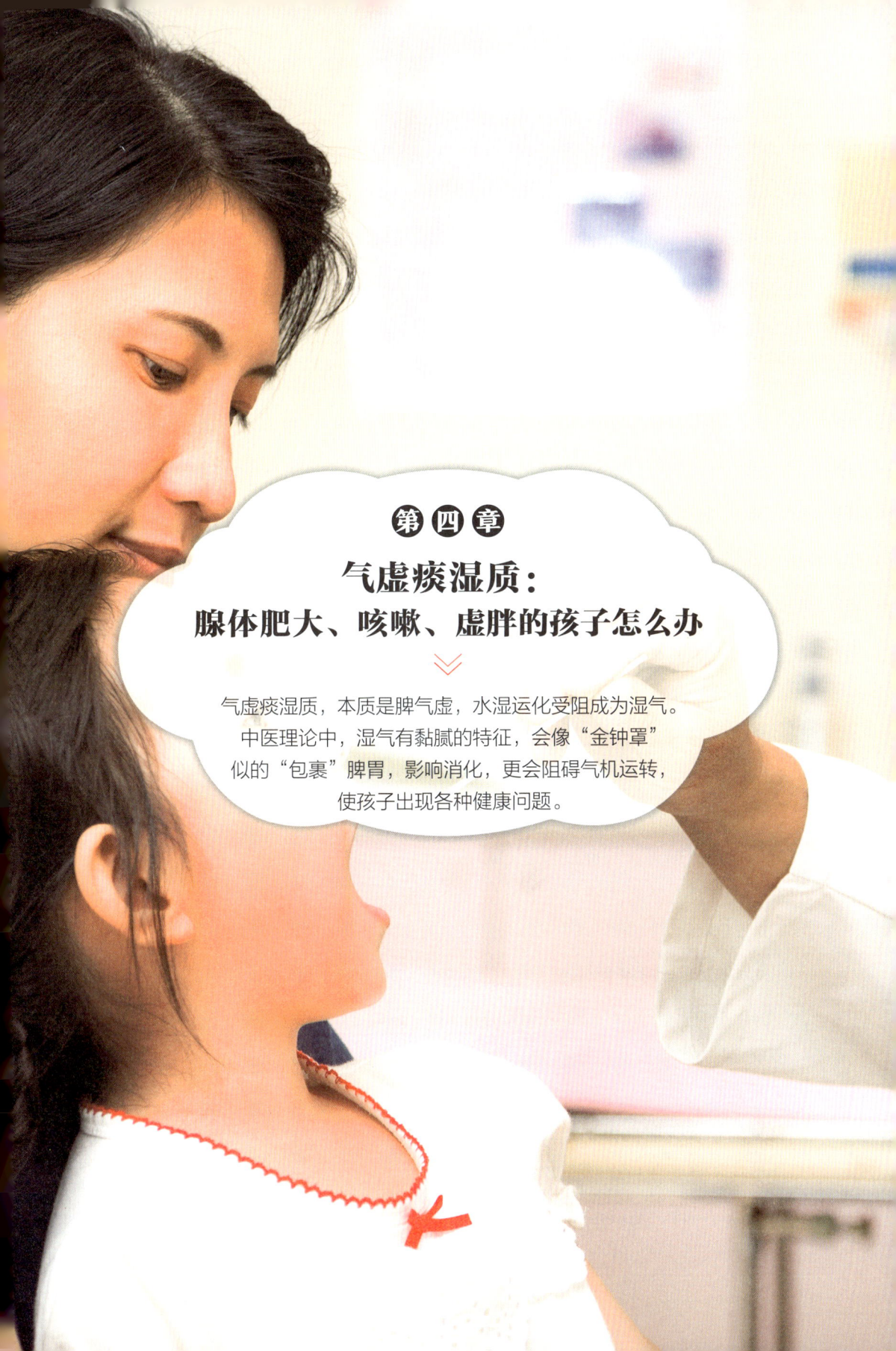

第四章
气虚痰湿质：
腺体肥大、咳嗽、虚胖的孩子怎么办

气虚痰湿质，本质是脾气虚，水湿运化受阻成为湿气。
中医理论中，湿气有黏腻的特征，会像"金钟罩"
似的"包裹"脾胃，影响消化，更会阻碍气机运转，
使孩子出现各种健康问题。

1. 痰湿体质的根本原因在于脾虚

孩子气虚痰湿质，本质是孩子脾气不足，水湿运化受阻，出现湿滞，就会有头身困重、舌苔厚腻、大便溏稀、肥胖浮肿的症状。孩子脾胃功能弱，也会导致肺气不足，患鼻炎、鼻窦炎、哮喘、慢性咳嗽、腺样体肥大等呼吸系统疾病。

哪些孩子容易脾虚？

长期有慢性病（比如过敏性咳嗽、鼻炎、哮喘）的孩子，都是脾虚的；长期消化不好、不爱吃饭的孩子，大多是家长喂养方法不对，损伤了脾胃，长此以往也会形成或加重脾虚；当孩子使用抗生素后没有及时调理体质，也很容易导致脾虚。

如何判断孩子是不是痰湿体质？

虚胖： 肥胖的孩子痰湿体质的可能性很大。中医经常说"肥人多痰湿"。如果加上性格内向、情志不畅、不是很活泼等性格特征，平时稍微一活动就容易出黏汗，袜子和衣服总是湿湿的，嘴里常有黏腻的感觉，那都是长期湿气重，已经形成痰湿体质的显著表现。这类孩子通常比较虚胖，看着体格很大，实际上体质很差，要长期调理脾胃功能，适度运动，逐渐调理体质。

便溏：便溏是指孩子的大便不成形，像塘泥一样。大便容易粘在便池上。给孩子擦屁股，总是擦不干净，大便黏滞不爽，孩子有排不尽的感受，这都是体内有湿的表现。

舌苔异常：舌苔的主要表现是厚腻。

孩子的舌苔很厚腻，或者有厚厚一层淡黄白色，甚至是有齿痕，即舌体边缘有牙齿压迫的痕迹，那么孩子多半是湿气重；孩子的舌苔水滑也是有湿气的表现之一，当机体阳气不足，不能运化水湿的时候，就会出现舌苔水滑；如果发现孩子舌面湿哒哒的，有很大的水汽，舌白苔腻铺满舌面，那么就是有湿气的。

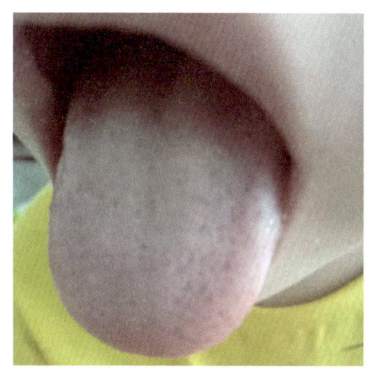

寒湿舌象

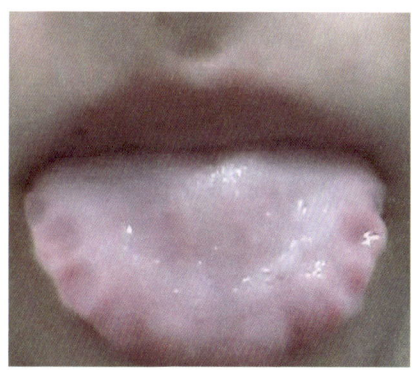

齿痕舌象

看起床气：脾主肌肉，主四肢，湿邪入侵会让四肢乏力，感觉身体很沉重，人没有精神。如果有一段时间，孩子早上起床比平时更要赖，起床气比平时要重得多，打不起精神，排除睡眠不足的情况，多是有痰湿。

其他表现：眼袋大、浮肿，食欲不好等都是痰湿的表现。

2. 如何有效帮助孩子祛湿?

人体内的一切正常水液，统称津液，像汗、血、髓这些都是津液。《黄帝内经·灵枢》中提道："腠理发泄，汗出溱溱，是谓津……谷入气满，淖泽注于骨，骨属屈伸，泄泽补益脑髓，皮肤润泽，是谓液。"津液中含有营养物质，对五脏六腑起到关键的濡养作用。

要把水湿运化成为津液，就要靠脾的能力。如果不能正常运化，就会"水湿内停"，成为湿气。水反为湿，谷反为滞。湿滞和食滞一样，都是脾负担过重导致的，也会反过来进一步损伤脾。一旦形成，脾就需要使更大的工作量来疏通障碍物，压力负担就更重了。一来二去，就加速了对"后天之本"脾的损伤，极易形成恶性循环。孩子体质就会加速受损，很难强健起来。

湿气如果停滞在体内排泄不出，时间久了会引起各种疾病。比如，孩子因为腠理疏松，湿气最容易通过皮肤来发泄，像湿疹、热痱等常见的小儿皮肤病，都和脾胃失运体内有湿有关。

湿气可以分为外湿和内湿

外湿，指影响体内水平衡的外部环境，如气候潮湿。外湿入侵，孩子就会外感湿邪。

自然界中，有六种常见致病"外邪"，分别是风、寒、暑、湿、燥、火。湿邪易与其他病邪相结合，影响孩子身体健康。比如，春夏湿气盛的季节里，湿与寒邪会形成寒湿，湿与暑邪会形成湿热、暑湿。人生活在跟大自然常气交替的环境中，气候的变化会对人体产生相应的影响，孩子较成年人而言更为敏感。外界寒湿或暑湿一盛，体质较差的孩子就容易受较大影响，甚至生病。

内湿，是一种病理产物，水湿内停，在体内形成阻滞，伤害孩子的内部运作系统。

水湿内停，内生湿浊，就是脾运化不得力，水湿停滞体内形成湿浊。内湿的根本原因是脾的功能跟不上，也就是脾虚，所以我们经常说脾虚生湿。本来就脾虚的孩子，到了春天自然是容易湿气重的。调理脾虚一方面要减少对脾胃的损伤，另一方面要加强肾阳的温煦气化功能。要改善孩子的脾虚、长期湿滞，冬季对肾阳的调理滋补就很关键。

外感湿邪和内生湿浊在形成机理上虽然有所区别，但是二者常常是互相影响的，内湿外湿夹攻就会引起一系列疾病。

导致孩子湿气重的原因

脾的功能不足：孩子脾常不足，本身脾的能力就弱，如果长期消化不好、积滞，损伤了脾土，对水湿的运化能力就会更加不足，导致体内湿气重。

饮食所致：吃了过多的肥甘厚腻的食物，消化不了，极易堆积成湿。

环境潮湿：受环境、季节因素的影响。夏天最为湿热，很多人体内都会有湿气，身体会变得很重、很懒，整天没精打采。

归根结底湿气重都和脾气有关系，"湿重"是标，"脾气虚"是本。所以日常生活中家长要重视孩子脾胃调理。

孩子湿气重的伤害

对孩子来说，湿气重最主要的伤害有三个方面：

① 伤脾。脾喜燥恶湿。湿困脾土，不仅易引起积湿，更难清积食，对脾胃造成进一步损伤。

② 阻气。体内气机受湿气阻碍无法正常运转，孩子更容易生病。

③ 外感咳痰。受外界环境影响，湿邪伙同寒、热、风邪入侵人体，造成外感咳痰；严重者还会出现感冒好了，小咳不断的情况。

Tips 成年人也要小心"湿气重",湿气对成年人的侵害也不可忽视。

湿为阴邪,阴邪侵袭人体,阳气就会与之抗争,所以湿邪容易损伤阳气。阳气不足,脾运化的能力不足,就会经常拉肚子,肥胖浮肿,很容易有痰。

湿性重浊,"重"就是沉重、附着的意思。湿邪导致的疾病常常伴有头身困重、四肢酸楚无力的表现,经常睡一觉起来还觉得很累。

湿性黏滞,易阻气机。"黏"是黏腻,"滞"是停滞。最常见的"黏"是排泄物,大便黏腻、软烂,不容易被水冲走,小便不畅;还有汗黏、嘴里感觉黏腻、舌苔滑腻等。

湿容易滞留在脏腑经络中,阻遏气机通畅,导致升降失常。比如,阻遏胸膈,伴有胸膈满闷感;湿阻中焦,伴有脘腹胀满感;湿停下焦,伴有小腹胀满、小便不畅等。湿邪侵袭关节,就会关节胀痛、屈伸不利等。

湿性趋下,易袭阴位。湿邪有向下走的趋势,所以容易伤及人体的下部,比如下肢的水肿、湿疹、脚气等。小便混浊、泄泻、痢疾、女性的带下病,也多是由于湿邪下注引起的。

常见的祛湿方法

常见的祛湿方法有健脾祛湿、健脾燥湿、芳香化湿等。一些特殊的疾病需要通过排汗、排尿、排便的方式来祛除体内的湿气。人们日常保健还会用艾灸、拔罐来祛除湿气,但是这些对于孩子要谨慎操作。

帮孩子祛湿,消积健脾尤为关键。脾胃强了,孩子就不容易生湿。

正确的做法是先控制饮食,消积滞。如果发现孩子有积滞生湿的表现,要先用四星汤、五星汤给孩子助消化,同时素食2~3天。孩子消化好的时候,日常用食疗健脾祛湿。合适的药材有白术、茯苓、赤小豆、木棉花等,可以每周1~2次选以上食药材给孩子煲汤。

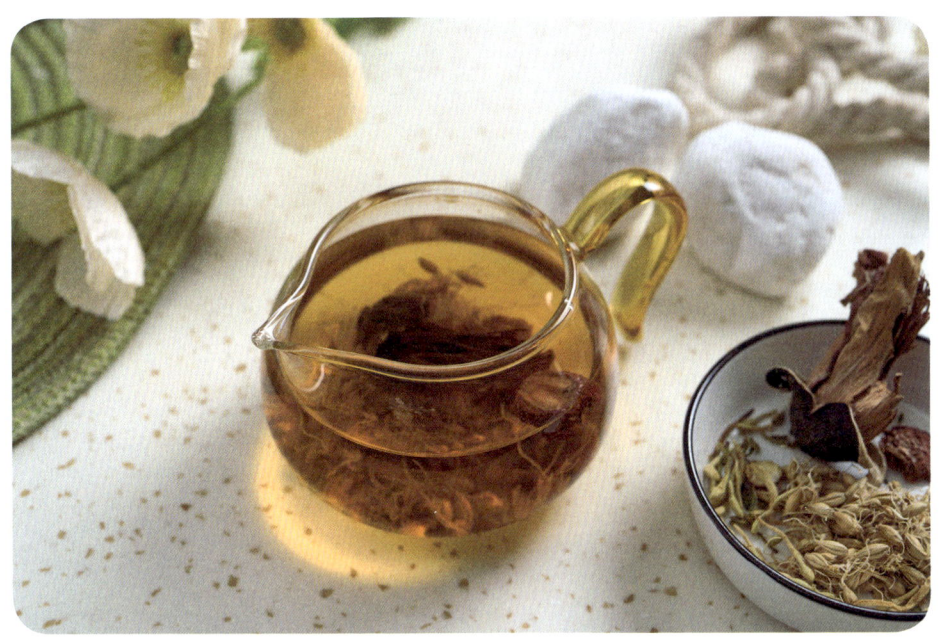

食疗方推荐·四星汤

材料

谷芽 10 克，麦芽 10 克，山楂 3~5 克，木棉花 5 克。

做法

2 碗水煮成半碗，配合素食服用。

功效

消积祛湿。适用于出现积食、有湿热的孩子。

用法

1 岁以上孩子对证服用。配合素食连服 3 天。

这三种祛湿方法不可取

✕ 过饮凉茶祛湿

凉茶中除了祛湿的药之外还有一些清热的药,这些药是寒凉的,常喝凉茶必然伤及脾阳,脾阳虚弱,温煦和运化水湿无力,会加重湿气,所以不建议儿童经常服用凉茶。此外,一些苦寒大下的祛湿中药材同样不适合孩子的体质,家长不宜自行给孩子服用。

✕ 妄用补药健脾

脾虚湿盛的孩子常会疲倦、乏力、精神差,这种情况下很多家长就会去买一些补药给孩子吃,但这样做风险也是很高的。燕窝、膏方等多是滋腻的药物,滋腻之品通常难以运化,会加重脾的负担,造成越补越差。所以无论大人小孩,补药一定要在医生的指导下使用。

✕ 食用助湿的食物

以下食物在孩子有湿气,或者长期脾虚时,要少吃:

性味寒凉的水果: 梨、香蕉、杨桃、山竹、李子、猕猴桃、柚子、枇杷、草莓、竹蔗、柿子、西瓜等。

性味寒凉的蔬菜: 茭白、丝瓜、莴笋、白菜、蘑菇、黄瓜、竹笋、苦瓜、冬瓜、西洋菜、马齿苋等。

性味寒凉的水产: 田螺、海螺、螃蟹、蚬肉等。

3. 孩子湿气重容易胖，如何调理？

为什么孩子湿气重更容易胖？

湿气重，孩子虚胖

湿气入皮下，会影响皮肤细胞的新陈代谢，降低脂肪燃烧效率，从而导致肥胖。有些孩子明明吃得不多，但是比较虚胖，就是因为湿气在体内滞留。十胖九虚，体内湿气不除，连喝水都会胖，就是这个道理。

湿气重，消化能力就不会好

水湿由脾土运化，湿气滞留在体内，湿困中焦脾土，脾的功能肯定是弱的。湿气又进一步增加脾的负担，对脾有所损伤，所以湿气重的孩子，脾胃功能弱了，消化能力肯定也不会好。

湿气重，肾水肯定不利

过多的湿气滞留在体内，会加重脾运化水湿的负担，就像车辆超载一样，甚至会影响肾的利尿功能，严重的可继发全身浮肿。孩子眼袋大，浮肿，就是湿气重比较明显的表现。

湿气重伤骨

湿气进入关节，与"寒"相遇，会形成寒湿，对孩子的骨骼发育也会有所影响。

对于胖的孩子来说，日常摄入的营养是过剩的，除了调整饮食，还需要通过适当运动来消耗过多的营养，减轻身体的负担。这类孩子不适合做剧烈的运动，特别是为了减肥而拼命运动是不可取的，因为肥胖本身对身体是有一定负担的，加上剧烈运动，容易导致身体缺氧而过度疲劳，所以，这类孩子最适宜的就是有氧运动，像游泳、慢跑、做俯卧撑等有氧运动都是非常适合的。注意不宜做大负荷运动和流大量汗的运动，忌用猛力和长时间憋气。如果孩子体质一开始比较虚，可以先从散步开始。注意让孩子在健康无病时、空气质量好时运动。

家长也可以通过食疗方清一清孩子体内的痰湿，比如用 8 克荷叶做荷叶粥。荷叶具有生津降浊、祛除痰湿的作用；还可以用 15 克茯苓、10 克芡实煮粥，消除体内的痰湿。此外，家长要记住控制孩子的饮食，多吃五谷杂粮，少吃肉。

4. 适合孩子的 3 大温阳祛湿法

阳气是生长之气，也就是人的生气。阳气足，外邪就不易入侵，抵抗力就强，阳气不足，就会百病生。湿气重很大的原因是体内阳气不足。中医讲的"阳加于阴谓之汗"意思是汗是阳气作用的结果。尿则是人体肾阳温煦作用下的结果。所以，只要人体阳气旺，湿气就不容易积聚下来。

同时，祛湿必然会损耗阳气。所以我们说"阳随汗泄"，孩子流汗过多，阳气就会流失损耗。阳气不足，孩子就更容易犯湿邪。

祛湿的同时，一定要兼顾温阳。再加上孩子是"虚寒之体"，本身的阳气就非常稚嫩、不稳固，温补阳气，就显得尤为重要。脾是孩子抵抗力的根本，家长要懂得健脾。温补脾阳得法的孩子，都较少生病。

帮孩子祛湿，首先应该采取非常温和平缓的方法，比如用木棉花、白扁豆等，用温和的食疗汤剂。

注意：食疗祛湿是很好的方法，但孩子脾胃功能弱，用食疗方煲汤家长总是控制不住放过多的肉，这反而会增加脾胃的负担。用素汤、糖水更好，或者让孩子只喝汤不吃渣。运用食疗，家长要做到每天判断孩子的消化情况，及时助消化。

运动排汗兼助阳，但要小心不要过汗。运动能出汗排湿，且动能生阳，带动体内气机。但运动不注意、不合理，容易过汗，要避免孩子过汗伤阳。夏天天气闷热，孩子稍微动一下就满身大汗，阳随汗泄，而孩子本身阳气就不足。所以，本身就比较体虚的孩子，夏天运动时尤其要注意。

泡脚排汗既不会给脾胃增加负担，又不容易过汗。脚又被称作人体的第二心脏，足部是人体经络的集中处，有丰富的穴位，对应人体经络和五脏六腑。用温水泡脚，可以促进血液循环，孩子出一身毛毛汗，湿气便会随之排出体外。同时温水能刺激这些穴位，增强五脏六腑的机能。所以老人常说："富人吃补药，穷人泡泡脚。"泡脚的功效可想而知。

给孩子祛湿温阳，泡脚时间不要过长，一般 5~10 分钟，每周 1 次，水温控制在 38℃~40℃，微微出汗就能达到祛除湿气的目的。一般来说，给孩子泡脚无须加中药材；孩子虚寒明显，或着凉时，也可用 50 克艾叶祛湿散寒、温补阳气。

▶Tips 中药泡脚的注意事项。

用药汁泡脚也是药浴的一种方式，和吃药、打针是一样的，但对于孩子来说，皮肤吸收能力强，直接浸浴，须有医生的指导。给孩子泡脚，家长一定要注意：不能擅自使用偏方，用药不可过量、过猛，水温不可过烫，浸泡时间不宜过长。1 岁以内的孩子，须在医生的指导下使用。

5. 饮食上要消积祛湿, 少吃寒凉和厚腻食物

痰湿体质的孩子归根结底都和脾气有关系, "湿重"是标, "脾气虚"是本。所以日常家长要重视孩子脾胃的调理。清代医典《证治汇补·湿症》云: "治湿不知理脾, 非其治也。" 祛湿当健脾! 很多人祛湿长时间没有效果, 这都是因为祛湿的同时没有坚持健脾。

消积祛湿

每餐吃七分饱就足够了。如果孩子积食, 可以喝三星汤并素食 2~3 天, 有积湿的情况下喝四星汤。之后再用陈皮、茯苓和芡实健脾祛湿, 日常喂养, 可以逐步给孩子尝试杂粮、豆类, 比如小米、燕麦、玉米、扁豆, 但如果孩子脾胃很虚, 稍微一口杂粮就导致积食, 饮食一定要软烂为主。

少吃寒凉食物

蔬果首选性味甘平和偏温性的, 如南瓜、西蓝花、菠萝。当孩子湿气很重时要少吃或不吃水果, 也不要轻易喝祛湿凉茶, 这些茶中常会加入清热药物, 多喝会损伤脾阳, 加重湿滞。

忌食肥甘厚腻

肥甘厚腻是指脂肪含量高的、甜味重的、口感黏腻的食品, 包括肥肉、蛋黄、油炸食品、坚果、蛋糕、巧克力、糖果等。肥甘厚腻的食物本身就是湿气重的东西, 它们容易阻碍脾胃运化, 导致体内的痰湿积聚。痰湿积聚的孩子应该饮食清淡, 以大米、蔬菜和猪瘦肉为主, 并且每餐不能吃太饱, 饮食以七分饱为准。

推荐调补药材: 陈皮、茯苓、芡实等。

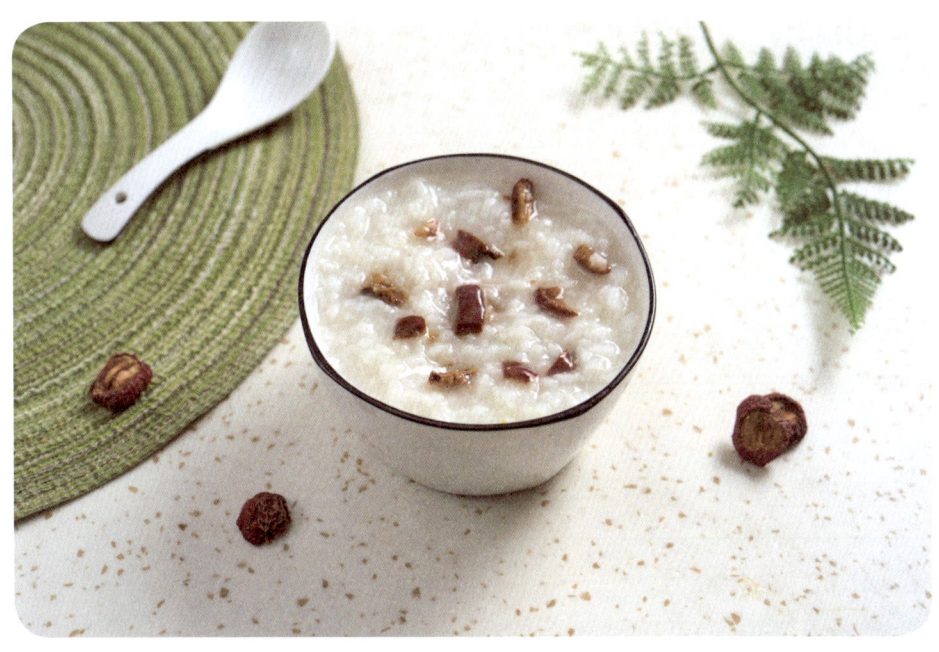

食疗方推荐·山楂粥

材料

山楂 5 克，谷芽、麦芽各 8 克，五指毛桃 15 克，茯苓 10 克，粳米 50 克。

做法

① 将山楂、谷芽、麦芽、五指毛桃、茯苓洗净后加水煎 30 分钟。

② 取汁约 4 碗，加粳米熬成粥。

功效

健脾祛湿化痰。

用法

2 岁以上孩子对证服用。

6. 小儿推拿，可以改善痰湿体质

　　配合食疗和日常养护，运用小儿推拿给孩子进行综合调理，才能真正发挥小儿推拿的功效，起到改善体质的作用。补脾经 300 次、顺运内八卦 50 次、揉板门穴 100 次、揉中脘穴 100 次、揉丰隆穴 50 次。

顺运内八卦

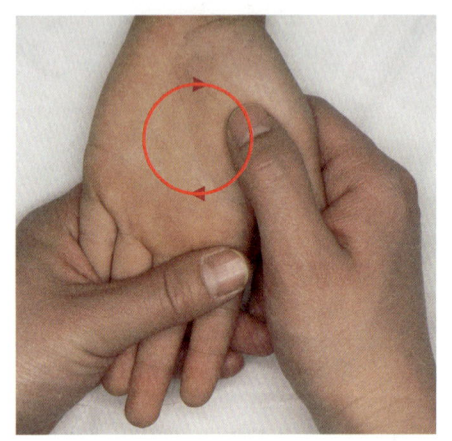

化痰化积，消积理气

内八卦位于手掌面，以手掌心为圆心，从圆心至中指根横纹，以这段距离里面的 2/3 为半径来围绕着整个手掌心做圆周运动，顺时针方向为顺运内八卦。

揉中脘穴

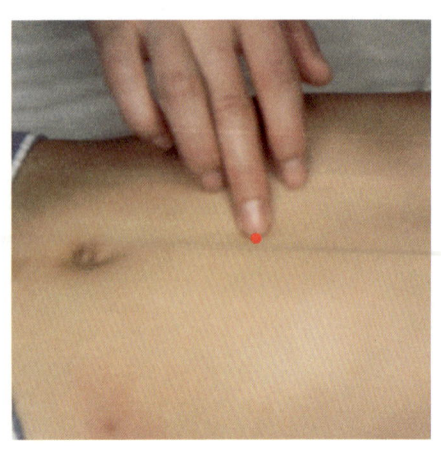

顺揉消食导滞，逆揉健脾和胃

中脘穴位于当脐中上四寸，胸骨下端和肚脐连接线中点。

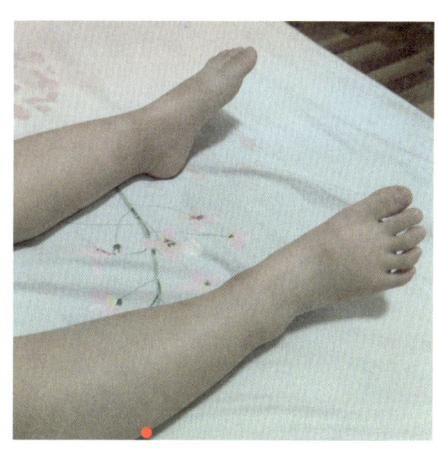

揉丰隆穴

化痰平喘，和胃气

丰隆穴位于下肢的外侧缘，外踝上八寸，胫骨外两个横指宽的位置。

7. 体内有痰湿的孩子，更容易患呼吸系统疾病

脾土生肺金，脾的能力不足，呼吸系统第一个遭殃。脾胃弱，导致肺气不充足，正气不够，就会引发各种疾病，如反复外感、鼻炎、鼻窦炎、慢性咳嗽、哮喘等呼吸系统疾病。

脾常不足

脾土生肺金，脾土的功能弱，肺就容易出问题，呼吸系统就容易生病。

孩子先天脾胃功能就是虚弱的，饮食上稍微增加一些负担，孩子就很容易积食，一旦积食，脾胃就容易受损，无法消化吸收，无法给五脏六腑输送能量。这样喂养的孩子抵抗力怎么会强健呢？

肺常不足

孩子肺的功能也是先天不足的。《黄帝内经》中提道："肺主一身之气，开窍于鼻，与天气直接相通"，就是说呼吸系统通过鼻腔，直接与大自然

接触。消化系统中比如嘴巴，还是可以闭上的，但是鼻子是不能"关"起来的，没有设防，空气中各种各样的细菌、病毒都可以通过鼻子进入呼吸系统。

孩子肺的功能比较弱，所以，中医讲六淫之邪的入侵，最容易犯肺。孩子生病，通常都是呼吸道疾病及相关症状，比如感冒、咳嗽、肺炎、哮喘等，就是这个原因。

怎么强健肺的功能呢？

中医讲"脾土生肺金"。脾为后天之本，肺的功能，有赖于脾后天运化水谷精微不断地充养。也就是说，要养好肺，首先要养好脾。脾胃功能受损，母病及子，呼吸系统就很容易出问题。

8. 痰湿体质孩子腺样体肥大怎么办？

孩子腺样体肥大，往往伴随过敏性鼻炎或者慢性鼻窦炎，有些孩子可能还会有慢性的扁桃体发炎。这是因为孩子有过敏体质，经常会流鼻涕、打喷嚏、鼻塞等，产生的分泌物反复刺激隐藏在鼻腔后部的腺样体，从而引起或者加重腺样体肥大。有过敏体质的孩子，脾胃的功能是比较差的。其实，过敏性鼻炎、过敏性咳嗽、腺样体肥大的根源也是脾胃的先天禀赋不足，或后天长期受累。

如果孩子腺样体肥大，腺样体会占据气道，导致呼吸不顺。长期过度用鼻子，孩子还会出现张口呼吸、打呼噜的现象。

孩子腺样体肥大，要不要手术？

孩子腺样体肥大的根源在于脾胃。无论做不做手术，喂养方法不改善，脾胃功能不调理好，根本问题还是没有解决。

腺样体肥大的孩子，中医一般会建议先保守治疗一段时间，培元正本，养护孩子的阳气，脾胃调理得当，身体便可以改善。等到孩子年龄逐渐增大，腺样体会逐渐萎缩。当然每个孩子的具体情况不一样，医生会有不同的判断和治疗建议，家长还是要充分听取医生的专业意见。长期的腺样体肥大可导致鼻气道阻塞，但如果不是鼻气道堵塞达 90% 以上、长时间张口呼吸、睡时打鼾严重、影响生活和日常生息，医生都不会主张手术治疗。

如果已经给孩子做了腺样体切除的手术，术后更要特别重视孩子脾胃的呵护。做腺样体手术，孩子需要全身麻醉，这类孩子本身的体质是虚寒的，抵抗力不太强，手术后孩子的体质会进一步受到伤害。所以，手术后的恢复期特别关键，这对家长养护孩子的要求会更高。术后要积极调理脾胃，严格科学喂养，避免积食，合理健脾扶正、不大补过补，才能从根本上改善体质。

总的来说，如果要逐渐控制孩子腺样体肥大的问题，就要在每一天的喂养中，调理好孩子脾胃，改善过敏体质，改善虚寒体质。

关注孩子鼻炎、鼻窦炎、腺样体肥大的根本原因

西医有很多针对鼻炎、鼻窦炎的药物，腺样体肥大也可以做手术切除，但是除了积极治疗，家长更要关注为什么孩子会出现这种情况。否则，根本的问题不解决，即便做了手术，病因仍然存在，也可能带来其他的问题。

患鼻炎、鼻窦炎甚至腺样体肥大的孩子，一般都是本虚标实。

本虚，孩子的中焦脾土是弱的，所以整个系统运转的能力不足。本虚主要有两个原因，即先天禀赋不足和后天养育不当。家长本身患有过敏性鼻炎，孩子患过敏性鼻炎的概率就会比较高。后天养育不当主要是家长的喂养方式不合理，病时用药不规范。

标实，就是身体有了多余的东西，如积食、有热、湿气重等。有多余的东西就是因为运化、疏散、排泄不出。标实的根本原因就是本虚，脾的能力受损，没有办法消化食物、运化五谷、运化水湿以及促进排泄，东西

滞留在体内就会导致各种瘀堵，孩子就容易出现各种各样的问题。这就是中医常说的"久病必瘀"。

孩子鼻炎、鼻窦炎急性发作，是要治疗的，但如果只做急性的治疗，而不从根本上解决问题，病情就会反复。只有解决"本虚"的问题，鼻炎、鼻窦炎等过敏体质引发的疾病才能从根本上改善和治愈，而通常做好这一点，其他问题也会得到解决。因此，家长在日常的喂养中就要积极呵护孩子的脾胃消化。

日常调理，家长应该怎么做？

避免积食，减少孩子生病的机会

小儿脾常不足，承受能力有限，孩子一旦吃太多就易积食，会损伤脾胃。脾胃虚弱，则无力生化气血，对身体五脏都会有影响。脾土生肺金，脾土的功能弱，肺就容易出问题，孩子就容易患呼吸系统疾病。

根据孩子的消化情况，健脾养胃

要关注孩子的消化，每天通过观察舌苔、口气、大便、睡眠来判断孩子饮食是否合理。孩子消化不好时就少食多餐，帮助孩子消化恢复健运；消化好时，状态没问题，就可以健脾益气。这就是调理本虚标实的基本方法。

合理饮食，纠正不好的喂养习惯

对生病的孩子，不要一味进补，饮食的调整更重要。很多家长担心孩子营养不够，本来消化就不好，还给孩子吃太多鱼、肉、蛋等难以消化的食物，只会让孩子的情况雪上加霜。其实孩子的饮食不需要太复杂，更要避免吃太多寒凉、难以消化的食物。正如我们前面所说，家长拼命让孩子吃，吃了以后身体不消化、不吸收，反而害了孩子。

孩子反复咳嗽不断尾，吃止咳药有用吗？

问： 孩子舌淡红，舌苔薄白，中间凹，现在咳嗽两个月有余，夜里有时咳一声，早上干咳偶尔听到痰声，感觉下雨天或者比较凉的天气更容易咳，有痰，一直觉得快好了，但就是不见断尾。小孩也经常吃白粥面条，口味清淡。听一些宝妈说，这是之前吃的药把寒气压在体内暂时止了咳。吃凉的食物会复发，吃点上火的食物也会复发。这个说法对吗？该如何帮孩子止咳？

答： 我们先来归纳一下这个孩子的问题。

① 咳嗽两个月不断尾，偶见干咳，下雨天或者比较凉的天气容易咳，有痰。

② 饮食清淡，但是吃凉的和上火的食物都会引起咳嗽加重。

③ 舌淡红，苔薄白，中间凹两边鼓。

可以这样分析孩子的症状：

下雨天或者比较凉的天气，容易咳、有痰：虚寒，最怕寒湿！

下雨天为湿，天气转凉为寒，体质虚寒的人，在这种天气最容易感受外邪而发病，或者病情加重，因为体质虚寒的人最受不了寒与湿，给他一点热与温，他会觉得很舒服或者病情得到缓解，但是一受寒湿，病情就会加重。

舌淡红，苔薄白，中间凹两边鼓：消化好，但脾肺气虚！

这个孩子舌苔薄白，舌苔非常的好，代表体内没有积滞。

但是舌质颜色淡，代表气血不足或者虚寒，孩子咳嗽已久，久咳伤肺气，也会伤脾气，形成脾肺两虚，颜色淡的舌质。

而舌中间望诊区代表脾胃，舌两边望诊区代表肝胆，舌中间凹两边鼓就代表脾胃不足而肝胆有余，脾虚容易导致孩子产生胀气，还有积食、情志不安、睡眠不踏实的情况，这些因素都会导致肝胆气滞，形成中间凹两边鼓的舌象。

总的来说，这个孩子是本虚标实，脾肺气虚，伴有虚寒。

有几个问题家长需要注意。

反复咳嗽可能是过敏？

有很多长期的咳嗽，可能是过敏性咳嗽，这种过敏性咳嗽容易诱发其他过敏性疾病，比如过敏性鼻炎、湿疹的同时发作，而过敏性鼻炎造成的鼻水倒流，又会反复刺激喉咙而发生咳嗽。因此，孩子反复咳嗽，或者久咳不愈时，家长也应当警惕鼻咽部的敏感情况。

如何判断是否为过敏性咳嗽呢？

过敏性咳嗽有以下 3 个特征：①咳嗽超过 4 周，反反复复；②咽痒而咳，动则咳甚；③痰很少。可以试着让孩子深吸一口气，如果马上出现刺激性呛咳，那就很可能是过敏性咳嗽。

反复咳嗽可以吃止咳药吗？

如果像案例中的孩子早晚有几声咳嗽或"清嗓子"，家长不能置之不理，但也不必过于紧张。如果咳嗽不是很严重，不用吃止咳药。

　　√ 咳嗽同时发热，多是外感，要及时就诊。

　　√ 呛咳频繁、严重，辨证使用止咳药，要在医生指导下用药。

　　√ 如果有痰，要先排痰，而不能镇咳。

　　√ 中药止咳药有寒热之分，临床中孩子咳嗽往往寒热夹杂，如果辨证不清不建议自行给孩子吃止咳药，否则会适得其反。

脾肺气虚的孩子反复咳嗽，怎么办？

关注消化防积食

孩子一旦发生积食，一切又将"卷土重来"，积食和生病的双重打击会使孩子体质越来越差。

防寒保暖防过敏

寒冷容易引发呼吸道的痉挛收缩，引发咳嗽。而寒冷刺激也非常容易引起虚寒体质孩子过敏性疾病的发作。反复鼻炎与咳嗽的孩子最怕的就是感冒，感冒会加重原有的症状。

益肺健脾和化痰

案例中的这个孩子，脾肺气虚兼有虚寒。有痰的时候，可以吃小儿肺咳颗粒。平时可以用1克陈皮泡水服用，理气健脾，燥湿化痰，每天3次，痰多的时候，可以连续喝3~5天。

在没有痰、舌苔干净的时候，推荐多吃补益脾胃的食疗方，如白术佛手汤，补脾有助于肺气的充盈，肺脾充盈，孩子不仅咳嗽会好转，消化、脸色会好转，整个人的精力都会更加旺盛。

总的来说，对于肺脾气虚的孩子，家长要长期调理改善孩子的体质，重点就是调理脾胃。脾是生化气血之源，脾土生肺金，把孩子的脾胃调理好，孩子的气机就会充盈，肺系（呼吸系统）疾病也会大大减少。

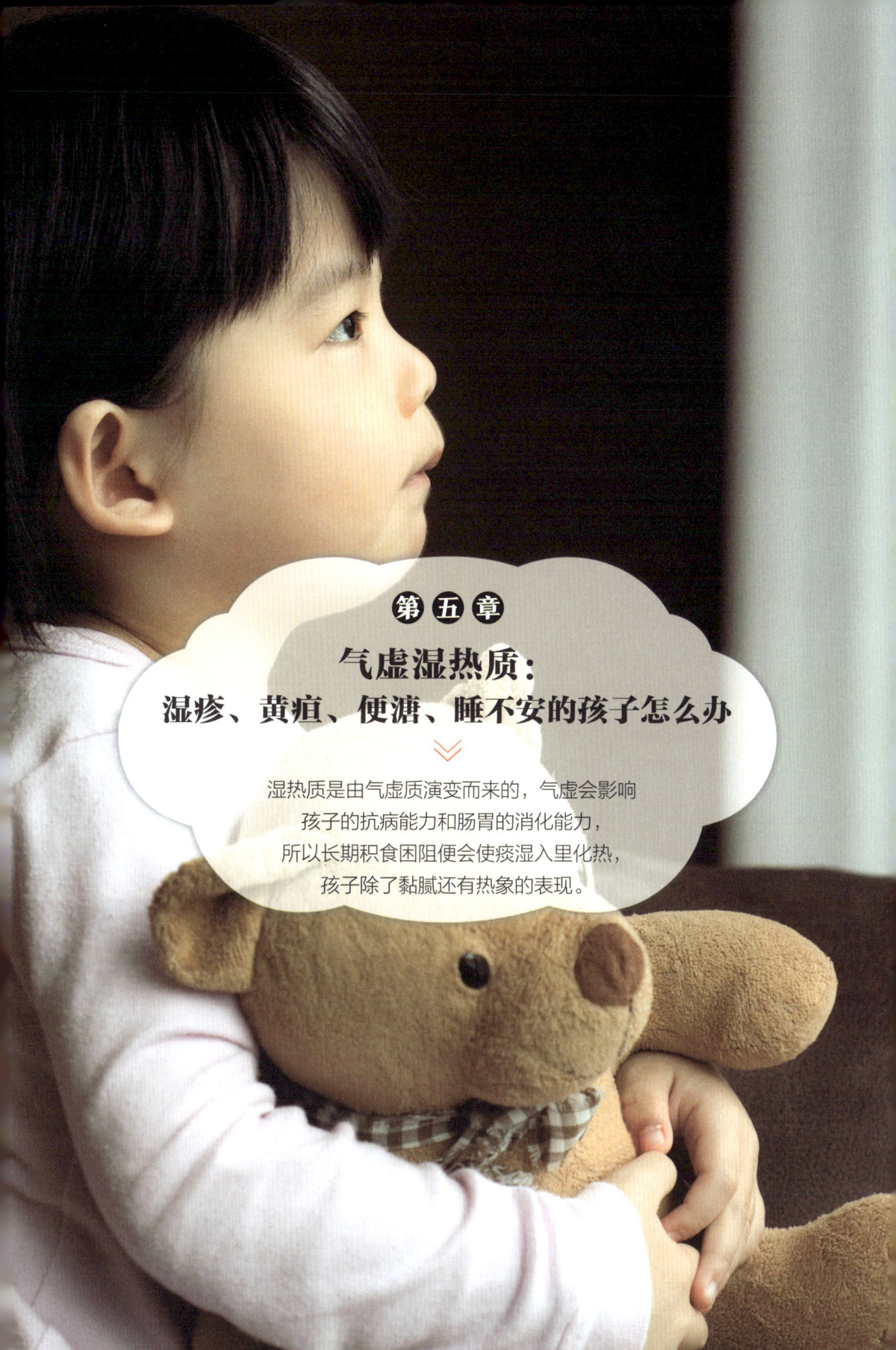

第五章

气虚湿热质：
湿疹、黄疸、便溏、睡不安的孩子怎么办

湿热质是由气虚质演变而来的，气虚会影响
孩子的抗病能力和肠胃的消化能力，
所以长期积食困阻便会使痰湿入里化热，
孩子除了黏腻还有热象的表现。

1. 湿热体质的孩子，通常身体有哪些症状？

《湿热病篇》有言："湿土之气同类相召，归湿热之邪始虽外受，终归脾胃。"

上一章我们详细了解了湿气重对孩子的影响。孩子湿气重，往往是寒湿，但调理不当，加上外界气候影响，孩子很容易有郁热的表现。首先要了解，湿热是夏季显著的特点，中医所说的"湿"和"热"究竟从哪里来？

湿，长夏之主气，分为内湿与外湿。外湿是来自外部环境的湿气，比如居住环境潮湿，下雨天淋雨、蹚水等，外部的湿邪容易侵入体内。内湿是体内的湿气，主要是由脾虚所致。脾主运化，运化水谷精微，脾虚自然容易生内湿。

热，暑为阳邪，其性炎热，暑性升散，不仅扰神，还伤津耗气。在盛夏时，孩子出汗很多，如果没有及时补充水分，体内阴液不足，体外感受炎暑，就会大量流汗耗气伤津，损伤脾胃之气。所以暑热特别容易伤津。

湿热质由气虚质演变而来，气虚会影响孩子的抗病能力和肠胃的消化能力，所以长期积食困阻便会入里化热化湿，孩子除了黏腻湿气重还有"热气上火"的表现。

便溏或便秘：指大便像塘泥一样，偏稀、黏腻、总是粘在便池上难冲走，这是孩子湿气重的典型表现之一。不过，如果孩子湿气重，仍长期疏忽饮食管理，不及时调理，肠道逐渐酿成湿热，就会伤津耗液，大肠里的废料糟粕无法排出体外，也会引起大便硬结、便秘。这时，还要通过孩子其他表现判断是否有湿热。

湿疹：长期食滞湿重的孩子，都很容易出现各种皮肤问题，长各种疹子。湿毒积滞体内，排泄不出，就要找地方发泄出来，脾胃能力弱，就会通过皮肤来发泄。

舌苔黄厚腻：孩子的舌苔厚腻、呈黄色，甚至有齿痕，多半也是脾虚湿气重，且湿气较重，已经化热，孩子的脾胃消化也不是很健运。

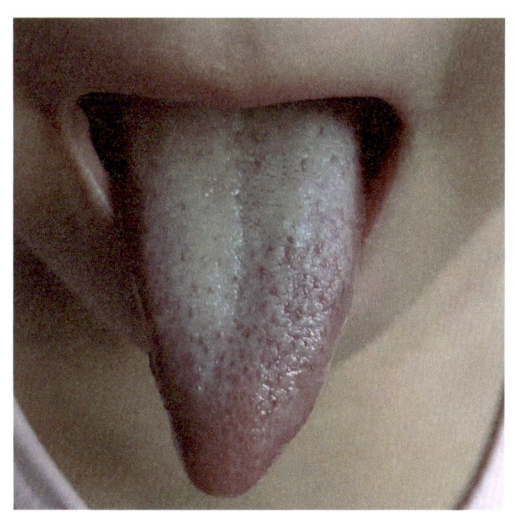

湿热舌象

此外，湿热体质的孩子常感到口干口苦，小便黄，睡不安，脾气大，常有反复的湿疹、皮炎、热痱等皮肤疾病，容易得咽喉炎、扁桃体炎等。

2. 孩子夏天胃口不好，怎么办?

孩子夏天胃口不好，主要是湿热蕴结，脾胃运化受阻所致。到了夏天，孩子吃不下饭，经常出现肚子胀、消化不好、恶心、大便稀等一系列肠胃问题，整个人显得无精打采，这都是脾胃湿热引起的。夏季天气炎热，热邪盛行，又因为多雨多湿，湿为阴邪，与热结合后胶着难解，所以引发的疾病往往缠绵难愈，持续的时间比较长。

孩子胃口差，不想吃时，家长要做的就是不要强迫他吃。夏季最好的健脾方法，就是让孩子的脾胃休息。

饮食应易消化，不增加孩子脾胃负担。

夏季孩子脾胃虚弱，饮食应注意选择容易消化的食物，比如新鲜蔬菜、瓜果等，少吃油腻食物，宜吃蛋、奶、鱼、肉等高蛋白食物，既有营养又好消化。

一般来说，合理进食的孩子并不需要保健品。有的家长一看孩子没胃口，就变着法子做各种好吃的来诱惑孩子，这样做只有害而无利。孩子脾胃得到修复，自然就会有胃口。

食物应适当多酸增咸，顺应节气

夏主心，心阳最为旺盛，夏季应注意养心。酸味的收敛作用，能治疗心气涣散不收，固护肌表，防止出汗过多，并且能促进胃液分泌，增进食欲。

夏季心火亢盛，汗为心之液，咸味不仅能泻火，还可补充大量出汗丢失的盐分，防止出汗过多损伤心气。

健脾祛湿，选择适宜的消暑食物

夏天改善食欲，最重要的是健脾。可以选择具有清热利湿消暑功效、又不会太寒凉的食物，防止湿热邪气侵入，比如山药、赤小豆、鲫鱼、荷叶、莲子、茯苓等，消除夏季炎热带来的食欲不振的问题。

适度运动，疏通气血

运动能促进新陈代谢，疏通气血。可以选择运动量较小的运动项目，既能出汗，又不会太剧烈。不过要注意防中暑，选择早晚的时候进行，或者室内运动，如游泳等，帮助提高孩子脾胃功能。

小儿推拿帮忙增进孩子食欲

运用补脾经、清大肠经、摩腹、捏脊、揉板门等手法健脾祛湿。家长也可常揉按、艾灸孩子的商丘穴、阴陵泉穴等促进消化。

3. 新生儿胎毒、黄疸，如何有效清除?

新生儿出生后，10 天之内经常会排出大便，次数会增多，而且会排出一些深褐色甚至墨绿色或黑色的大便，大便臭味不会很强烈，但黏性很强，很难洗干净。这个就是所谓的胎毒。

胎毒其实就是婴儿在妈妈肚子里的时候，妈妈长期饮食不当造成的"废料"堆积，通常是由于妈妈在怀孕的时候吃得太补益或太肥腻导致的。因此，妈妈在孕期饮食要忌肥腻，避免婴儿胎毒。胎儿期的调养，对孩子来说是很重要的，先天护养得好，禀赋强健，宝宝出生后五脏六腑的发育就会相对成熟，也会更快地适应外部环境。

新生儿黄疸是临床常见症状，很多孩子都会出现，首先要分清是生理性黄疸还是病理性黄疸。

生理性黄疸

正常情况下出现黄疸，是一种生理现象，不会对新生儿造成伤害，只要多晒太阳、多排泄就能退黄。可以自行调理的黄疸，为生理性黄疸。绝大多数的孩子，都会有不同程度的生理性黄疸，家长不用过度紧张。

生理性黄疸颜色通常比较浅，多分布于面部和躯干，四肢较为少见，婴儿食欲、睡眠均良好，体重增加，基本没有其他不良症状。

病理性黄疸

各类病理性因素引起的黄疸，如母乳性黄疸、新生儿肝炎综合征等，常常表现为宝宝黄疸值居高不下，需要及时诊治。

黄疸颜色会在很短时间内变深，并且往往伴随其他症状。有些新生儿的血清胆红素严重超标，足月新生儿血清胆红素浓度大于 12.9 毫克 / 分升，早产新生儿血清胆红素浓度大于 15 毫克 / 分升。

新生儿黄疸的原因

《保婴撮要》提道："其症皆因脾气有亏，运化失职，湿热留于肌肤，发而为疸。"简单地说，黄疸就是因为脾的工作不到位，湿滞了，同时影响了肝胆的疏泄功能，引发了黄疸。新生儿黄疸的原因有两个，一是母体湿滞传给胎儿，二是宝宝自己寒湿郁滞。

新生儿黄疸分为阳黄和阴黄。

阳黄：胎儿期孕妈妈内蕴湿热。比如孕妈妈不忌口，经常吃辛辣、冷食，或者熬夜等，造成脾胃受损，导致湿滞，传给了胎儿。

阴黄：新生婴儿禀赋不足，阳气虚弱，寒湿内盛，瘀滞脾胃。新生婴儿虚寒特点尤为明显，因此新生儿黄疸很常见。

如何帮宝宝退黄疸？

推荐退黄疸的一味药：绵茵陈

用绵茵陈来退黄，本身也可以清除胎毒。

绵茵陈，也叫茵陈或茵陈蒿，其味苦，性平、微寒，归脾、胃、肝、胆经。最主要的功效就是清湿热、退黄疸。中医认为黄疸主要是由湿热结滞形成的，而绵茵陈可以将湿热散开，疏肝解气。绵茵陈阴气较少，不会助湿邪，同时又寒凉疏散，助肝疏脾。所以它是治疗黄疸的常用药物之一。虽然绵茵陈偏寒，但寒凉之气不会太过，相对还是比较平和的。即使阴黄宝宝也是能用的。

如果新生儿有轻微黄疸，家长可以用绵茵陈煮水给孩子喝，一般喝 5~7 天，帮助退黄。

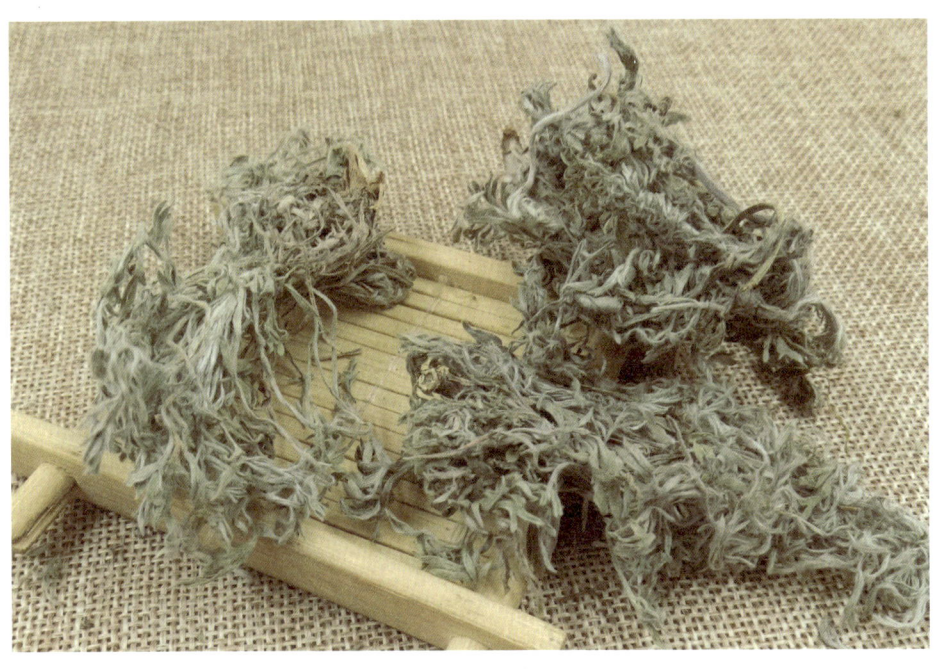

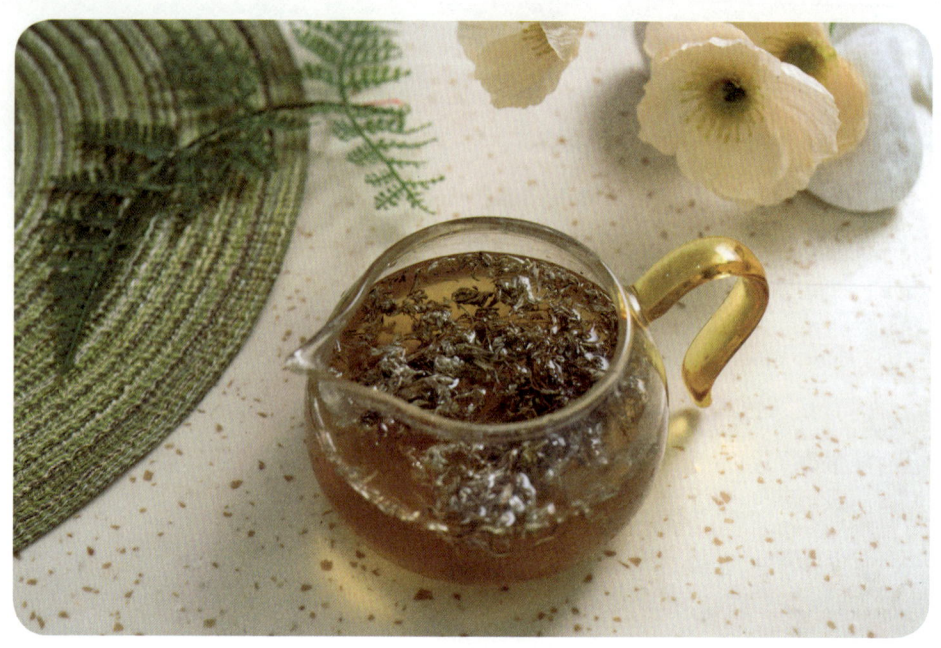

食疗方推荐·茵术去黄汤

材 料

绵茵陈 5 克，白术 8 克。

做 法

放材料入锅中，加入一碗半水煎
至 50 毫升，给宝宝分次服用。

功 效

清热利湿退黄疸。

用 法

每天 1 剂，连服 5~7 天。

孕妈妈要均衡饮食，呵护脾胃

孕妈妈要尽量避免辛辣、寒凉的食物。前面也说，孩子黄疸多属湿滞郁热，是脾失职了，所以孕妈妈也是要呵护脾胃的。

孕妈妈可以喝鲤鱼汤，健脾和胃，通乳安胎；吃莲子，清内热去火气，健脾益气；吃猪肚也可以健脾。此外，孕妈妈健脾益气，还可以多喝一些羹粥，如山药红枣粥、山药莲子粥。

4. 孩子长湿疹，家长怎么办？

婴儿湿疹非常多见，70%的孩子在 5 岁以内发病，婴儿期更是频发，约占 33%。

湿疹是因为孩子体内有湿，湿气滞留久了化热，排泄不出，孩子腠理疏松，就很容易通过皮肤发泄出来。中医称幼儿湿疹为胎激疮、奶癣、恋眉疮。湿疹很容易反复，主要发生在头面部，可延及躯干、四肢，经常表现为丘疹、红斑、疱疹。

孩子长湿疹，最痛苦的是瘙痒。孩子痒了就会抓挠，难受就会长时间哭闹，饮食和睡眠都会受到影响，全家人的生活起居也会受影响。

孩子湿疹，有两个主要原因

胎儿期的胎毒是婴儿湿疹发病的原因之一

孩子长湿疹一般是因为先天遗传，或是胎儿期没有照护好，形成所谓的胎毒，孩子外感风热，就会暴发湿疹。也就是说，宝宝在妈妈肚子里的时候，已经形成了过敏性体质，有的孩子甚至在出生的时候，身上就已经长满了湿疹。这类孩子，妈妈在孕期要么没有忌口，吃了太多肥甘厚腻的食物，要么情绪上波动大，孩子出生后就比较"难带"。

喂养不当是大多数宝宝反复湿疹的主要原因

除了先天遗传，湿疹反复发作，很大一部分原因是后天脾胃受损，这往往归咎于家长喂养不当。

孩子是稚阴稚阳之体，各项生理功能尚不成熟。有的家长会想方设法给孩子吃多些，营养充足些，孩子喝奶量少一点就会很紧张。给孩子吃得太多，超过了脾胃所能负担的，就会造成脾胃受损，体内湿气蕴结，形成过敏性体质，这时候如果有外邪，就会诱使湿疹暴发出来。

月子期尽可能地给孩子喂奶，或喂凉茶给孩子去胎毒，或对孩子的安抚不够，或孩子哭闹故意"锻炼"他、不理他，这些都是家长的"常规"做法，殊不知这些做法对孩子的伤害，尤其是对脾的伤害是非常大的。

如何避免孩子长湿疹？

孕期要重视胎养：孕妈妈要多注意饮食和情志调节

现在很多孕妈妈不忌口，觉得什么都能吃，现代医学更没有胎毒这种说法。但其实，食物对人体的影响是很大的，孕期妈妈饮食要有所禁忌。

孕期要避免吃辛辣刺激的食物，这些食物多数属性为温或热，容易耗阴助阳，为婴儿的湿疹发病埋下隐患。

不要以为不忌口，孕晚期喝一些去胎毒的汤就可以了。其实没那么简单，孕期的饮食，要特别注意。如果用药，包括中药、食疗，都须在医生指导下进行。

孕期要特别重视孕妇的情志。要避免喜怒无常、精神过度紧张，或者受到一些大的刺激。情绪对体内激素有直接的影响，都会反映在孩子身上。很多孕妈妈产后抑郁，没有得到很好的疏导，肝气郁结，孩子也会受影响。特别是母乳喂养的宝宝，更容易肝火过旺，会向上灼肺伤津，而肺主皮毛，孩子肺有问题，会反映到皮肤上，出现湿疹。

母乳妈妈注意不要吃太多温热滋腻之物

妈妈生完孩子虽然有虚损应当补益，但是妈妈的饮食会通过母乳影响孩子，妈妈受得了大补，孩子就未必了。

如何平衡妈妈月子期补养气血和母乳宝宝的消化健康呢？要根据宝宝的消化情况来调整宝宝和妈妈的饮食。每天用"许氏10秒消化判断法"来判断孩子当天的消化情况，如果孩子开始积食，就要减少其母乳的摄入量，少量多餐。妈妈当天就少吃滋补的汤水，第二天如果情况没有改善，饮食就再清淡一点，必要时可以配合药物助消化。

最重要的：婴儿期开始就要注意对孩子脾胃和生活的呵护

胎儿期的湿疹大多通过去胎毒就可以缓解，不会反反复复。容易反复的原因是体内的湿热不断产生，得不到缓解或根治，问题多在后天的喂养上。

最常见的就是给孩子吃太多。很多家长说没有给孩子吃很多，每天都是按照育儿指南定时定量，严格控制。但育儿指南上的是一个普遍标准、一个参考，具体到孩子当下的情况，可能就是过量了，我更主张按需喂养，不必过度强调定时定量。

孩子吃得少，不想吃，不要哄喂，不要强迫他。吃是本能，很少有孩子会饿出病。孩子不想吃，通常不是生病了，就是吃撑或积食了。这时候吃少一点，清淡一点，孩子的积食解决了，过几天食量就上来了。

如果哄喂，甚至半夜还要趁孩子迷迷糊糊的时候喂奶吃，那孩子积滞就会越来越严重，湿疹也会越来越严重，反反复复。

如何有效治疗和缓解湿疹？

西医治疗湿疹，有一些外用的软膏，其中外用激素类药物是起效最快的。但是激素容易产生副作用，且很快就会形成抗药性，复发的概率也很高。

中医治疗湿疹，需要辨证，不同的原因，不同的治疗方法，找对了原因，治疗效果是比较明显的。

实证——胎火湿热证

一般发生在比较小的孩子身上，最明显的特点就是皮肤潮红，有红斑、水疱，孩子会觉得特别痒，容易抓破，甚至有糜烂、渗出黄水的现象。这类孩子往往大便干、小便黄，舌苔比较厚腻甚至发黄。

对证的方法：凉血清火，利湿止痒。可用三花茶。

食疗方推荐·三花茶

材料 菊花6克，金银花6克，木棉花10克，土茯苓10克，冰糖适量。

做法 材料洗净入杯，开水冲泡代茶饮。

功效 清热祛湿，散风解毒。

用法 1岁以上孩子对证服用，连服3~5天。蚕豆病可以8克鸡蛋花代替金银花。

虚证——脾虚湿蕴证

孩子刚发病的时候，皮疹是比较暗淡的，接着会出现成片的水疱，抓破之后会结成薄薄的痂疹。这类孩子多数消化不良，大便稀溏、很臭，大便里能看到奶瓣或食物残渣，舌质比较淡，舌苔白厚。

对证的方法：健脾利湿。可用"健脾祛湿汤"。

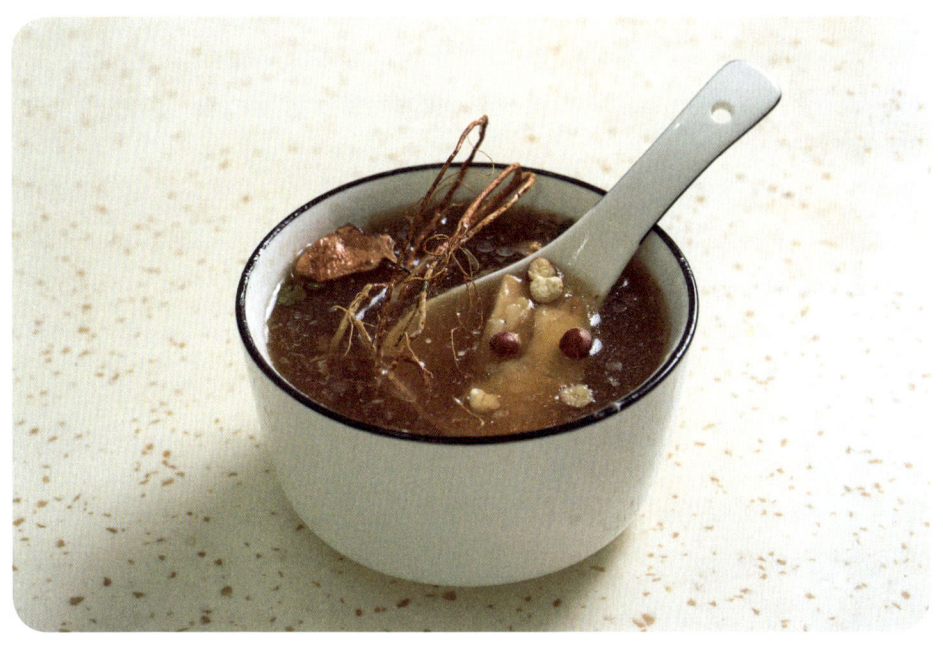

食疗方推荐 · 健脾祛湿汤

材 料

土茯苓 15 克，白术 10 克，五指
毛桃 15 克，芡实 10 克。

做 法

材料下锅，加约 2 碗水，小火煲
至 1 碗即可，分次服用。

功 效

平补健脾祛湿。

用 法

2 岁以上孩子消化好、不生病时
对证服用。每周 1~2 次。

孩子有湿疹，怎么护理?

用绵茵陈去胎毒

初生的小宝宝如果长小湿疹，用绵茵陈去胎毒，比用黄连、金银花水等相对更安全有效。一般 5 克绵茵陈加 1 碗水煎取 30 毫升，分服，每天 1 次，连用 5 天，或在医生指导下服用。

注重饮食调理

很多家长认为湿疹是皮肤或过敏问题，但你会发现，外用药的效果并不好。其实孩子湿疹的根源还是脾胃消化不好，如果不关注孩子的消化，孩子一吃东西就积食，湿疹就会反复发作。因此，要注意消积，饮食要清淡，适当吃少一点。重视孩子消化，湿疹都会得到很好的改善。如果没有从根本上去解决，只是表面用药或者简单地进行抗过敏治疗，就容易出现反复的情况。

保持环境清洁

要保证环境的温度和湿度适宜，不能让孩子长时间处于寒冷和湿热的环境中，平时注意清洁杀虫，勤换洗衣服，避免诱发孩子得湿疹。

生活细节护理

孩子的衣物和被褥要以轻柔、干燥为主，方便舒适，也利于皮肤透气。

孩子有湿疹一定要经常修剪指甲，避免抓挠造成皮肤感染，或用棉布、小手套将孩子的手指轻轻包裹起来。

给孩子洗澡不要过于频繁，洗得多会影响皮肤油脂平衡，湿疹会更严重。尤其是不要使用碱性过强的沐浴露或香皂，用清水洗就好了。

家长不良习惯要纠正

家长要避免直接亲吻孩子。孩子身体发育还不成熟，抵抗能力弱，家长亲吻孩子，其口中的细菌可能感染孩子的皮肤。大人应尽量避免在孩子面前吸烟。吸烟后的残留气味和物质滞留时间长，孩子身体抵抗力低，皮肤接触到这些有害物质，可能导致皮肤或呼吸系统的问题，引发湿疹。

5. 家长要预防孩子过敏体质的形成

容易发湿疹的孩子，家长其实最要警惕的，是孩子脾的功能受损，抵抗力下降。

一旦形成过敏体质，孩子的体质就会很差，过敏性鼻炎、反复咳嗽、经常感冒是少不了的。湿疹暴发初期，家长不懂得调整喂养方法、积极顾护脾胃，到孩子两三岁以后，这些问题就会显现出来，层出不穷，这时候，家长才发现孩子形成了过敏体质，再调治，就要比之前花更多心力。

要调理好孩子的过敏体质，首先就要理解孩子为什么会形成过敏体质。孩子过敏体质的形成有三大原因：先天遗传、反复脾胃受损及情志受伤。

先天遗传

家长本身有过敏性疾病，或者有家族遗传史，遗传给孩子的可能性就很大。当父母一方为过敏体质时，下一代患过敏性疾病的概率约是 1/2；若父母皆为过敏体质时，他们的小孩身患过敏性疾病的概率可达 90% 以上。

遗传性的过敏体质是很难逆转的，属于慢性疾病，家长一旦发现家族有过敏遗传的风险，在怀孕或者孩子刚出生的时候就要高度重视，长期防治，尤其应注重对孩子脾胃的合理调护。

脾胃受损

脾是后天之本，很大程度上决定了孩子的免疫力，脾胃好了，免疫力就好。但是，孩子天生"脾常不足"，非常稚嫩，一旦后天喂养不当、脾胃受损，免疫力就弱，很容易反复感冒、咳嗽，最终形成过敏性体质。临床上经常来看病的孩子，90% 都是脾的功能受损导致抵抗力弱，绝大部分进而形成了过敏性体质。

以下做法最容易导致孩子脾胃受损：

婴儿期过度喂养：孩子吃得多，家长就特别高兴，吃得少一点，家长就特别发愁，想尽办法给孩子加餐。实际上，这就是错误喂养、损伤孩子脾胃的第一步。孩子吃得够不够量，不能定时定量喂养，要看孩子的消化能力按需喂养，如果孩子不想吃，或者出现大便有奶瓣等明显消化不好的信号，就应该减量喂养。

过早添加辅食，或辅食添加过量：以前的育儿标准是孩子 4 月龄之后添加辅食，现在是 6~7 月龄后，以后还有可能再延迟。辅食添加的时间越来越迟，这是为什么呢？根本原因就是孩子的消化系统还没有发育成熟，负担不了。尤其是先天禀赋不足的孩子，如先天过敏性体质、早产、多胎、低体重的宝宝，辅食添加的时间要更推迟一点，一开始添加的量要更少一点，仔细呵护孩子的脾胃。切忌孩子不吃还不断地哄喂，吃得过多过饱，会使孩子的抵抗力越来越差。

抗生素等药物的过度使用：抗生素是大苦大寒之物，对孩子脾胃阳气的伤害是非常大的。特别是小宝宝，用一次抗生素，对体质的损害比生病本身还要大。抗生素等药物的过度使用还会直接打破肠道菌群的平衡，要经过相当长一段时间才能恢复。而在恢复期，家长心急，忙着给孩子增加各种营养，没考虑到孩子脾胃的功能尚未恢复，反而增加了脾胃的负担，进一步损伤了脾胃功能。必要时，在医生指导下使用抗生素、消炎药是必须的；但不建议孩子一生病就自行过度使用。

过饮凉茶等寒凉之物：孩子动不动就上火，家长就会经常给孩子喝凉茶或吃下火的食物。有的家长发现，即使一点上火的东西都不给孩子吃，孩子还是会动不动就上火，有口气，长眼屎。这是因为多数上火的情况都不是真正的上火，而是孩子积食化热引起的实火。所以给孩子喝凉茶下火，一点作用都没有，不但帮不了孩子，反而还有损脾胃。此外，孩子不吃家长想尽办法哄喂，天天煲汤、炖补品，孩子吃太多，家长没有帮他节制等，都是损伤孩子脾胃的常见做法。

情志受伤也会引发、加重过敏体质

孩子的情绪不被呵护，是导致孩子过敏性体质、过敏情况加重的一个重要因素。这一点很多家长都没有重视，也很难形成标准来进行指导。但是心理因素对健康的影响，尤其是在孩子发育过程中，是非常明显的。

比如，孩子哭闹，家长不理他，慢慢地孩子就不会动不动就哭了。这是因为小宝宝还不会说话，哭是他最常用的表达方式，家长不予以回应，沟通无效，宝宝自然就会停用这种方法。有的家长用这种"消极管教"法，养育出"天使宝宝"，但实际上，这并不是一种好的养育法。虽然孩子不爱哭了，但是对孩子情志的损伤，却是无形而沉重的。还有的家长特别严厉，孩子的情绪长期被压抑。这些都是过敏性体质的诱因。

过敏性体质一旦形成，就需要家长有耐心、有方法地长期进行呵护和调养，更要呵护孩子情志。其中像过敏性哮喘、咳嗽、鼻炎等过敏性疾病，更是需要家长配合医生，坚持不懈地养护，否则，对孩子的影响将是终生的。

如何判断孩子是不是过敏体质？

如果孩子有乳糖不耐受，经常出现揉眼睛、揉鼻子、打喷嚏等症状，家长就要警惕起来。如果再加上反复发作的湿疹，那孩子是过敏体质的可能性就很大了。

过敏体质的孩子，经常是几种过敏性疾病同时存在。比如患过敏性鼻炎的孩子，往往伴随不同程度的过敏性咳嗽、慢性鼻窦炎、过敏性结膜炎等。

过敏体质的孩子，家长要特别注意两点：

第一，孩子太激动、太高兴、太害怕、太愤怒都不好。家长要注意与孩子的沟通方式，不要让孩子玩得太过，也不要生气大声吼骂孩子。

第二，不要让孩子吃寒凉食物。过敏体质的孩子，本身就是气虚，尤其是脾阳虚，吃寒凉食物会进一步损阳伤气，损伤脾胃。

如何调理孩子过敏体质？

有些人经常说"神经过敏"，所谓的神经过敏就是过激反应。正常人对某些东西不会出现过激的反应，但是有这种体质的孩子，就会对一些原本对人体无害的东西产生过度的反应。

孩子身体的免疫屏障认定某物是不好的"入侵者"，因而反映出过亢的异常行为，包括言语、肢体上的行为，这些就是所谓的过敏反应。那么，如何调理孩子的过敏体质呢？

第一步，辨别过敏原。弄清楚过敏是什么东西导致的，在日常生活中有意识地去避免它，不要接触这些东西，常见的过敏原如花粉尘螨、动物的毛屑、海鲜等。

第二步，针对症状的治疗。很多家长担心用西医或中医调理过敏体质，会有一定的副作用，其实，比较好的调治过敏体质的方法，是中西医结合调治，可以起到标本兼治或者扶正祛邪的作用，中药的合理、对证使用，能减轻一些西药的副作用或者缩短西药的使用疗程。

第三步，针对病因方面的治疗。脾胃和情志是过敏体质形成的两大原因，所以要从这两方面呵护好孩子。

首先，观察孩子最近一段时间的消化状况。如果消化好，但是孩子还是过敏性疾病反复发作，那么很大可能是遗传加上情志方面的问题，要控制孩子的情绪，不要让他太兴奋，比如，孩子去幼儿园时，就要叮嘱老师，注意不要让孩子玩得太疯。

其次，脾胃受伤也会导致过敏，所以饮食要有所禁忌。孩子积食不受补，这时候要尽量清淡饮食，必要时可以给孩子吃助消化的药，过敏性疾病发作期，还可以结合一些抗过敏的药物进行治疗，这样就可以把孩子过敏的症状控制得很好。

总结：过敏体质的调治多要经历比较长期的过程，家长要长期对孩子进行正确的饮食喂养，合理呵护其情志，逐渐减少发作，最终根治过敏性疾病。

6. 调理孩子的过敏体质，要懂得给孩子补气扶正

过敏体质的孩子一定是气虚的。为什么这样说呢？看看气的作用就很清楚了。气有推动作用、温煦作用、防御作用、固摄作用、气化作用。

推动作用

气会推动血液的流动、能量的转化、汗液的流出、糟粕的排泄等。

大家会发现过敏体质的孩子，都是湿气比较重的。即使反复祛湿，孩子还是很容易湿气重，这是因为即使脾运化了水湿，气也不足，水湿就无法被推动排泄，就会积聚形成湿滞。

温煦作用

气是人体热量的来源。人体的体温、各脏腑经络间血液、津液等液态物质的循环运行均需气的温煦作用来维持。气虚的孩子，手脚都不会太暖，还会比较畏寒怕冷。

防御作用

孩子气虚，正气不足，就会肺卫不固。这就是说皮肤毛发这些人体最外一层的守卫不能很好地抵御外邪，一阵风过来，一阵寒气或者热气过来，外邪就会入侵孩子的机体，孩子就会生病。所以过敏体质的孩子比别的孩子更容易生病，一旦生病了也很难好得快。

固摄作用

气主要是对血液、津液（如汗液、尿液等）起固摄作用。气不足的孩子，晚上睡觉会盗汗，即使家里空调温度调得很低，到下半夜也还是满头大汗。此外，气不足的孩子，即使年龄大一些，也还会尿床。这些情况在过敏体质的孩子中，也是比较多见的。

气化作用

气化作用就是体内物质代谢的过程，是物质转化和能量转化的过程。过敏体质的孩子大多比较瘦小难养，其实是营养物质的气化不足，不能被五脏六腑吸收。

日常补气的好方法就是食疗，给孩子补脾益气扶正，最常用的是太子参、五指毛桃、山药、白术等。

日常补气副作用最小的方法之一是小儿推拿。特别是3岁以内脾胃功能弱、容易积食的孩子，采用小儿推拿是比较安全有效的。家长如果记不住很多手法，也做不好辨证，日常就坚持给孩子上捏脊（不超过5次），既可以健脾气，又可以补肾阳。

7. 睡眠好孩子体质才会好，如何让孩子养成早睡习惯？

睡眠在孩子的生长发育过程中起着非常重要的作用。临床上经常生病的孩子，睡眠质量和习惯一般都不会太好。

常言"食补不如睡补"，入睡后，身体仍在升降气机、调和阴阳，此时，身体将能量集中起来处理身体内部的问题，进行调整和补充，而不是把能量应用到应付外界如运动、思考、反应上。所以，大家经常会感觉睡觉之前很累，睡醒了就变得精力充沛。

对于孩子来说，睡补的作用更为明显。孩子生长发育所需要的生长激素，分泌高峰期就在深度睡眠时期。所以睡眠不好的孩子，一般都不会长得太好。

要调理好孩子体质，如果不知道怎么做，就先调理好孩子的睡眠，让他每天晚上 9 点睡觉。

睡眠不好，对孩子有什么影响？

睡眠时间不够或睡眠质量不高的孩子，脾气和情绪都会差一些。长期睡眠不足的儿童容易发生多动障碍、易怒、情绪调节困难、注意力和行为问题，最多见的就是脾气比较暴躁。

睡眠不足也会影响生长发育。前面说过，儿童机体的蛋白质代谢、骨骼生长等体格生长所必需的生长激素，分泌高峰期是在深度睡眠时，所以儿童睡眠的缺乏必将影响其生长发育。

此外，睡眠时人体分泌的各种激素，可以有效调节人体体液及细胞免疫，睡眠不足可导致免疫功能低下，使孩子体质虚弱，容易患病。经常熬夜的小孩，大多都是容易生病的。

孩子为什么总是不睡觉？

睡眠是由心神控制的，涉及阴阳的消长、交感，与五脏相关。睡眠实际是顺应自然阴阳变化的一种表现形式。日出而作，日落而息，人的睡眠随天地之阴阳消长而产生。白天，小孩阳气外现，体力充沛，到了晚上，阳气逐渐衰微，阴气增长，阴主安静收敛，从阳入阴顺利的话，孩子就能正常入睡。影响孩子睡眠的原因主要有以下 3 点：

作息不好，习惯晚睡

这是大多数孩子的情况。有的家长晚上要加班、应酬、娱乐，没有耐心和坚持调整孩子的作息时间，放任孩子晚睡。一些做得好的家长，从胎儿期就注意作息，孩子出生后开始顾护消化、逐步断夜奶、逐步培养孩子 9 点入睡等，这样孩子就很容易形成早睡的习惯。

即使早上床，也睡不着

孩子入睡难，说到底还是脏腑功能的问题。孩子五脏六腑稚嫩，阴阳不能调和，一为阴虚不能纳阳，一为阳盛不得入于阴。阴虚不能纳阳，比如日常特别好动，就是肝气尚未充实，阴血不足的表现。特别容易受惊吓，就是心神未发育成熟的表现。如果再加上晚睡，久久不能从兴奋转为平静，或受外界环境影响大，使阳不能入阴，孩子的入睡能力就会相对较差。

胃不和卧不安

孩子积食、脾胃不调的时候，睡眠肯定不会好，明显睡不安稳，睡时滚来滚去，易惊醒、夜啼。五脏气血充足、运行顺畅，心神得到养分，睡眠就会安稳；脾胃积热，扰动心神，睡眠质量自然就差。

如何让孩子早睡觉？

调和五脏，呵护脾胃

发育得好，孩子入睡能力也会更好，所以要保证孩子健康、体质好，就要呵护脾胃。脾胃处于中焦，是运化五谷精微的枢纽，脾胃好，其他脏腑就都不会差。

呵护好孩子脾胃，首先就要让孩子不积食，其次就是多健运脾胃。1 岁以后的孩子，睡前要戒掉夜奶。睡前 1 小时不要再进食。睡前还可以帮孩子做小儿推拿来安神、调和五脏。孩子脾胃好，身体好，就容易睡整觉，也会少生病、很好带，很多方面能进入良性循环。

帮助孩子养成早睡的习惯

孩子本身入睡能力会差一些，在习惯培养期间家长一定要多陪伴，营造睡眠氛围。

上床就关灯，形成一种条件反射或者是"仪式"。如果孩子害怕，可以开一盏小夜灯，光线一定要柔和昏暗。

家长不要玩手机。家长自己玩手机，又怎么能要求孩子心神安定，早些入睡呢。

讲睡前故事要温和，不要讲令孩子兴奋的内容。

如果孩子已经长期晚上 12 点睡觉了，那么就先渐进式调整，提前到 11点，等孩子适应后，过几天再提前到 10 点半，这样循序渐进效果较好。一开始就让孩子 9 点睡觉，是很难实现的。

午睡时间不要过长，1~2 小时是比较合适的。

如果有条件，孕期准妈妈就要养成早睡的习惯。

总的来说，孩子睡眠是一个很严肃和重要的问题，家长要重视，调理也要有技巧。

8.饮食上要清热祛湿，少吃甜食和油炸食物

水湿要靠脾来运化，脾的功能受损，无法运化，湿气就会蕴结在体内，暴发出湿疹。所以孩子长湿疹，说到底就是脾的能力不足。湿重是标，脾虚是本，要根治湿疹，就要长期健脾祛湿。

饮食宜清淡，少吃厚腻肥甘、辛辣燥热、冰冻甘甜之品，多吃新鲜蔬果及甘凉、甘平的食物，如茯苓、土茯苓、白扁豆、薏苡仁、赤小豆等。

祛湿热解毒的食材

茯苓：味甘淡，性平，能渗湿利水，健脾和胃，宁心安神。孕妇可以喝，小宝宝添加辅食后，也可以用茯苓煮粥，喝粥水。

土茯苓：性平，味甘，其最大的作用是解毒、除湿。多用于煲汤。注意土茯苓主要祛下焦、下肢湿气，且祛湿力度较强，一定要对证服用。

白扁豆：性平，味甘，亦药亦食，能补脾胃、化湿热。皮肤湿疹者食用，有药疗食疗之效，有药补食补之功。

薏苡仁：性凉，味甘淡，有健脾、利湿、清热的作用。皮肤湿疹最主要的原因就是湿热，可以对证用炒薏苡仁食疗。

赤小豆：性平偏凉，味甘，有清热、祛湿、利水、养胃的作用。给孩子吃的时候，可加入 1~2 克陈皮，加强健脾养胃祛湿理气之力。

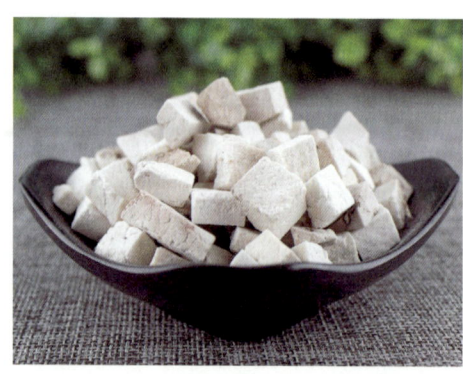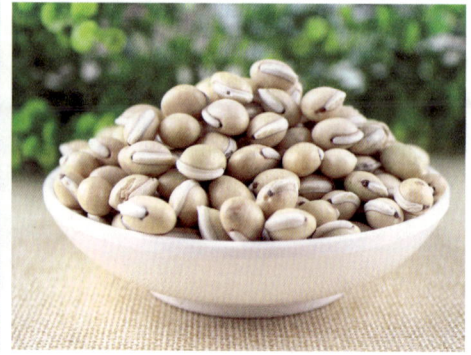

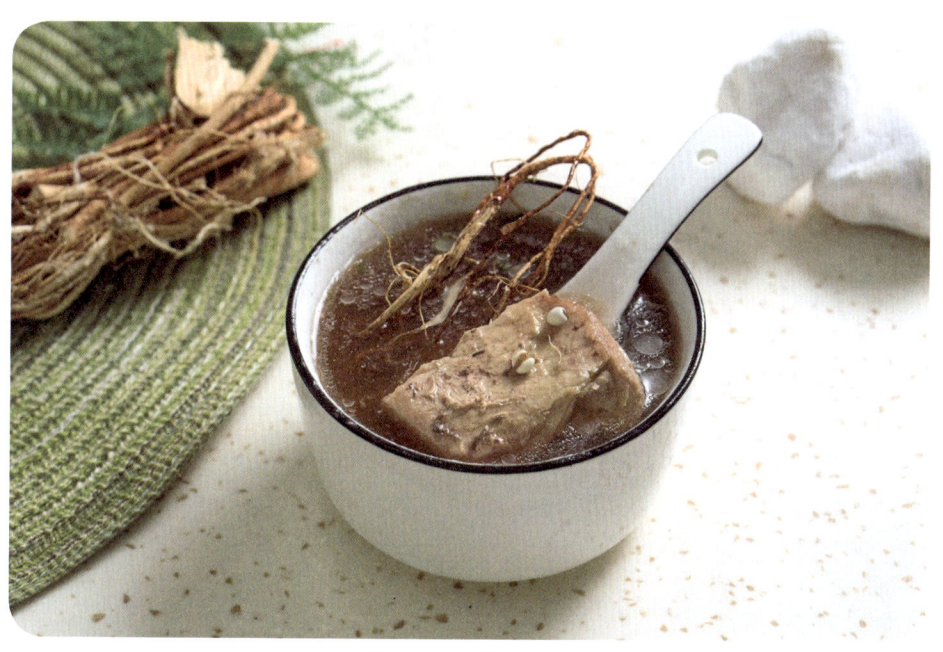

食疗方推荐·五指毛桃薏苡仁汤

材料

五指毛桃 15 克，炒薏苡仁 10 克，冬瓜仁 15 克，猪瘦肉 50 克。

做法

① 将瘦肉洗净切片。

② 将其余材料洗净后一起放入锅中，加水 3 碗。

③ 慢火煲 1 小时即可服用，可分次饮汤不吃渣。

功效

清热祛湿健脾，行气消食。

用法

3 岁以上孩子以证服用。

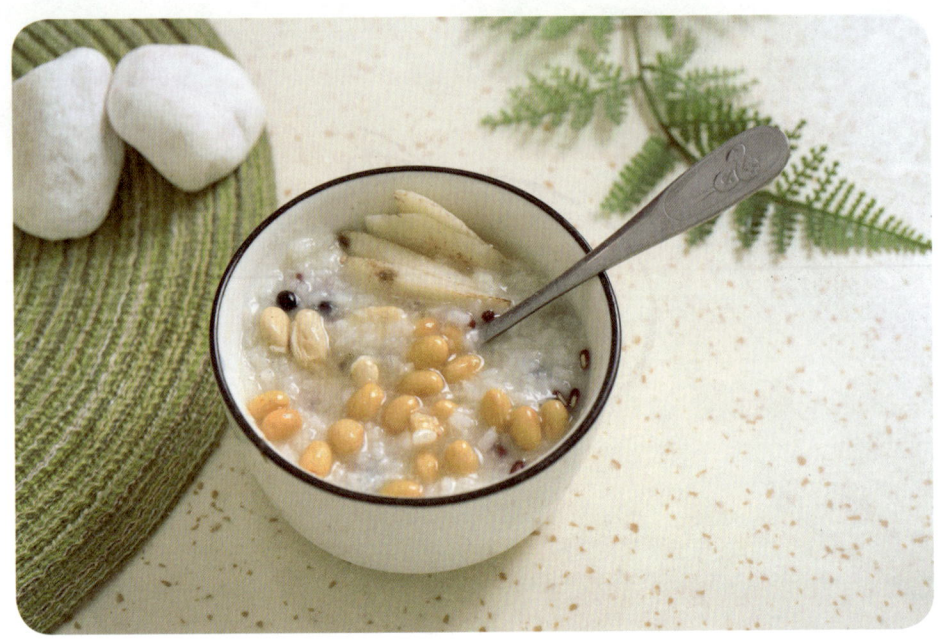

食疗方推荐·儿童四豆粥

材 料

赤小豆 10 克，黄豆 10 克，黑豆 10 克，白扁豆 12 克，粉葛 12 克，小米或大米 50 克。

做 法

① 将所有材料洗净后用清水浸泡 2~3 小时。

② 加入小米或大米 50 克，再加入适量清水（粥料与水的比例建议为 1：10）。

③ 大火煮沸后，转小火继续熬成粥。

功 效

清热祛湿，行气消食。

用 法

3 岁以上孩子对证服用。

不吃或少吃什么？

母乳喂养宝宝，妈妈不宜食辛辣、燥热、牛羊肉等食物；过敏体质的孩子忌添加虾、蟹、鱼等容易导致过敏的食物。此外，凡是含有特殊气味的植物性食物都容易导致过敏，如韭菜、香菜、茴香。此外，芹菜、香椿及一些野菜，应少吃。

常见的容易导致过敏的谷类，包括麦子类食物，如小麦、大麦、燕麦、荞麦等，部分坚果如花生、核桃、榛子、杏仁等，要谨慎进食。

北方比较常见的是桃子过敏，南方有许多热带水果容易导致过敏，如杧果、菠萝等。这些都要多加注意。

上述食物，也不是绝对不能吃，孩子稍大一些，消化状态好的情况下，是可以适当吃一些的。孩子消化好，说明脾胃功能好，脾强了运化水湿的能力自然就强，孩子湿疹发作的概率就会降低。长期的健脾化湿，是可以帮孩子根治湿疹，改善过敏体质的。

9. 健脾祛湿副作用最小的方法，是小儿推拿

运用补脾经、清胃经、清大肠经、摩腹、捏脊、揉板门穴等手法健脾祛湿，也可常揉按、艾灸孩子的商丘穴、阴陵泉穴等穴位促进消化。补脾经 100 次，清胃经 200 次，清大肠经 200 次，揉板门穴 200 次，顺时针方向 1 分钟、逆时针方向 3 分钟摩腹，推上三关及泻下六腑各 50 次。

推三关穴

补气行气温阳散寒

三关穴位于前臂桡侧，阳池至曲池的直线上，用拇指桡侧面或食中二指指腹从腕部推向肘。

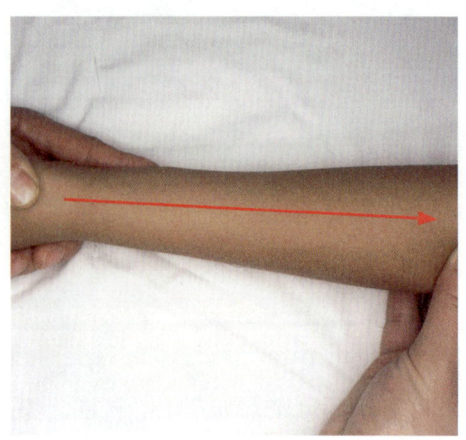

揉商丘穴

健脾益气，滋阴补血

商丘穴位于内踝前下方凹陷中，舟骨结节与内踝尖连线的中点处，可用拇指指腹揉按。

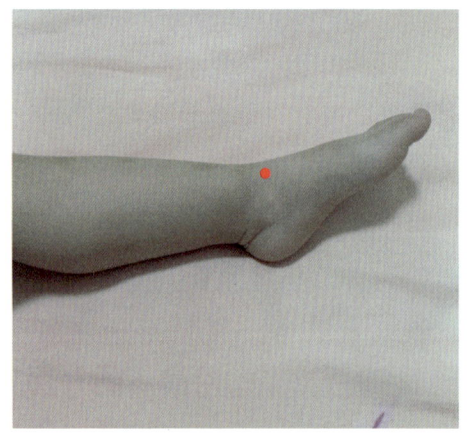

揉阴陵泉穴

清利湿热，健脾益肾

阴陵泉穴位于小腿内侧，胫骨内侧下缘与胫骨内侧缘之间的凹陷中，可用拇指指腹揉按。

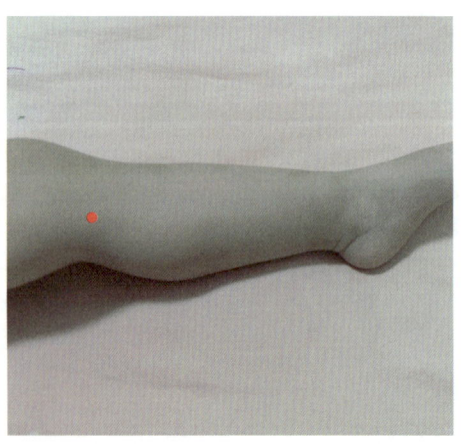

1. 孩子湿疹反复发作，如何有效根治？

问：许教授，我家男宝近5岁，长湿疹1年多了，去了五六家医院都没看好。擦的药膏是糠酸莫米松乳膏，当时有用，过一阵又复发，还扩散扩大，局部红肿破溃、出血。请您帮忙看看是什么情况，应该怎么办？

答：我们先归纳一下这个孩子的问题。

① 湿疹反复发作，且越来越严重。

② 湿疹皮损，局部红肿破溃、出血。

③ 长期使用激素软膏。

孩子患了湿疹，大多和体质有关。除了先天遗传和胎儿期没呵护好，目前越来越多的情况是孩子出生后家长喂养不当导致脾的受损，比如过量给孩子喂奶，一味地进补，造成孩子脾胃受损、湿重脾虚，形成了过敏性体质。所以，孩子长湿疹，说到底就是脾的能力不足。湿重是标，脾虚是本，要根治湿疹，就要长期地祛湿健脾。

孩子湿疹，一味涂激素软膏只治标不治本！很多家长一看到孩子起湿疹，奇痒无比，惹得孩子很烦躁，或者一下子大规模暴发，就赶紧把激素软膏用起来，把湿疹压制下去。案例中的家长就是如此，用激素软膏刚开始见效快，但湿疹会反复发作甚至加重。

体内有湿毒，需要透发出来，而不是压制。孩子脾胃不好，湿气四处跑，跑到皮肤上就成了湿疹。这些体内的毒素如同垃圾，需要及时清理掉，让它透发出来，一味用药压制，就像把"敌人"关

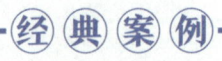

在了孩子的体内，一旦抵抗力差一些就又会暴发。

激素软膏的确起效很快，临床上孩子湿疹严重时会用到，但不能完全依赖外用药。孩子湿疹一起来就涂，虽然开始见效快，但长期使用易形成依赖，湿疹还容易反复发作。简单来说，激素软膏，包括一些外治的药膏，都只能暂时缓解症状，并不能从根本上解决孩子湿疹的问题。

孩子有湿疹，应该如何调理根治？总的调理方法，一定是从吃入手。

无论是先天还是后天形成的湿疹，关键的影响因素就是吃。给孩子吃什么、怎么吃、什么时候吃，可以说直接影响孩子湿疹的发病和痊愈。

① 懂得吃什么很重要。不伤脾胃，保护儿童，就是吃软、吃温、吃少。这是由儿童"脾常不足"的体质特点决定的。生冷的食物要少吃，饮食要尽量温和一些。酸奶、奇异果、香蕉，这些家长经常给孩子吃的食物其实都是寒凉伤脾的，要少吃。孩子不想吃的时候，80% 以上就是吃撑或积滞了，没有胃口，这时候就不要强迫他，不要哄喂，让孩子的脾胃休息一下。日常饮食要偏温，温养脾胃和阳气。

② 每天关注孩子的消化状态。湿疹反复发作的原因并不在于皮肤本身，根本上是严重的脾胃功能不好。脾胃差，抵抗力差，湿疹就会乘虚而入。

消化好了，湿疹就不会轻易暴发和反复。孩子消化好，说明脾胃功能好，脾强了，运化水湿的能力自然就强，孩子湿疹发作的概

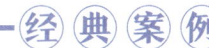

率就会很小。

家长要纠正孩子平时的饮食习惯，消化好就少吃多餐，消化不好甚至要少吃少餐。千万不能一次给孩子吃太多。吃得太多，孩子积食了不仅湿疹容易发作，食物长期不消化无法为身体提供营养，身体也会越长越不好。

③ 经常健脾祛湿。健脾祛湿是可以帮孩子改善过敏体质，根治湿疹的。更重要的是，整个体质都会有所改善。孩子消化好时，可以食用健脾祛湿的汤水和食物，比如茯苓、赤小豆、炒白扁豆等煮水喝、煮粥吃，但是每次也不能过量，小半碗完全足够了，要时刻呵护孩子的脾胃。

相比于急着把湿疹压下去，更关键的是要把孩子的内在因素调理好，即孩子"后天之本"的脾。孩子的脾胃呵护好了，不止湿疹，其他问题也会减少，"四季脾旺不受邪"说的就是这个道理。保证孩子的饮食在脾胃能够承受的范围内，然后耐心调理，内服和外治并重，多方面治疗，湿疹就会慢慢好转。

2. 一胎宝宝过敏，二胎宝宝如何避免过敏？

问：许教授，您好！我家女儿现在 4 岁，10 月龄的时候检查出了牛奶蛋白过敏，然后这两三年间不停地生病，尤其到了换季的时候一定会生病，身高和体重都不太理想。现在二胎的儿子 3 月龄，是混合喂养，请问一胎宝宝牛奶蛋白过敏，二胎宝宝会不会也是牛奶蛋白过敏？应该如何预防？

答：这个 4 岁的孩子检查出了牛奶蛋白过敏，还不停生病，一换季就中招，生长发育不理想，其实很容易判断出孩子是过敏体质，过敏体质的孩子都是气虚、虚寒，正气不足，所以反反复复生病，一换季或者换环境就很容易中招。

大多数家长检查出了孩子的过敏原，以为避开过敏原就没问题了。但往往发现，就算避开过敏原，孩子还是问题不断，很容易生病。实际上，孩子避开牛奶，只是降低了部分过敏的概率，更关键的，孩子体质的基底的问题，才是家长要关注和重视的。

儿童体质不好，正气不足，根源都是脾虚，脾的能力不足，消化吸收不好，孩子自然就发育得不好，身高体重都不理想。除了大宝的问题怎么解决，这个家长问得很好的是：一胎宝宝过敏，二胎宝宝也会过敏吗？

首先，家长要明白孩子为什么会过敏。除了有家族遗传的因素，还有后天的脾胃不好、情志呵护不到位，也就是喂养不当导致的。

案例中的一胎宝宝是过敏性体质，有可能是因为家族之中有过敏基因存在，所以二胎宝宝也有可能出现牛奶蛋白过敏。

后天的喂养不当，加重孩子脾胃负担，也会导致孩子过敏。而且这个原因占比会更大！孩子长期吃很多奶粉，超过脾胃的消化吸收能力，长期下去损伤了脾胃，一查就是牛奶蛋白过敏。

如果一胎宝宝是后天因素造成的过敏，比如早期饮食喂养的方法不合理，损伤了孩子的脾胃，那么二胎宝宝注重脾胃的调理，就能够有效预防过敏的发生。

后天如何调理能避免孩子过敏？

孩子过敏，先天的原因包括父母的遗传、备孕和孕期的养护；后天喂养更是要看父母的方法是否合理。所以，孩子过敏，责任大多在父母。

孩子如果有过敏的遗传基因，要避免出现过敏反应，就要把后天的脾胃和情志呵护好。

每天根据消化情况，给孩子安排饮食

孩子的过敏性疾病病根在脾胃，消化状态好的时候健脾益气，就可以从根本上调理过敏体质。

要根据孩子的消化情况，判断孩子是否喂养得当，每天从舌苔、口气、大便、睡眠来判断孩子吃得合理不合理。

冲奶粉、安排饮食，可以"少吃多餐"或"少吃不多餐"

孩子过敏，吃完奶粉容易出现嘴巴四周红红的过敏反应。在这种情况下，孩子的奶粉要冲稀，每次吃的量还要减少。比如原来一次是 90 毫升水放 3 小勺奶粉，就改为 90 毫升水放 2 小勺奶粉，水不增加、奶粉量减少，而且每次不必吃足量，仅吃原来 90% 的量即可。可以适当增加 1~2 次喂食的次数，少吃多餐。

如果孩子消化不好，甚至要"少吃不多餐"，给孩子的脾胃一个休养恢复的过程，不增加脾胃负担，吃得能够消化，孩子就不会过敏或少过敏。这类孩子最好母乳喂养，相对更容易消化，且在孩子过敏比较严重时，妈妈也应该忌口，清淡饮食。

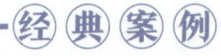

重视孩子情绪，呵护情志

平时的情志呵护，是预防孩子过敏的关键环节，这一点经常被家长忽视。孩子情绪不好，情志受伤，很容易影响脾的消化吸收，这就是中医的"肝木乘脾土"之意。孩子食欲不振、胃口不好，就会引发过敏。

比如，很小的孩子不能流利地表达，他们会以哭闹来吸引注意，如果得不到家长的回应，长此以往，孩子的情志就会受损伤。还有的家长给孩子太多压力，常责骂孩子，压抑了孩子情绪。

导致孩子过敏的因素无处不在，可能是牛奶蛋白，也可能是花粉，还有可能是动物的毛发等。家长要从孩子自身的调节做起，孩子身体有足够的抵抗力，才能扶正而邪祛。不要等到孩子出现问题，家长再去学习呵护脾胃的喂养方法。从一开始就要正确地喂养，这样孩子就会少生病甚至不生病，健康成长。

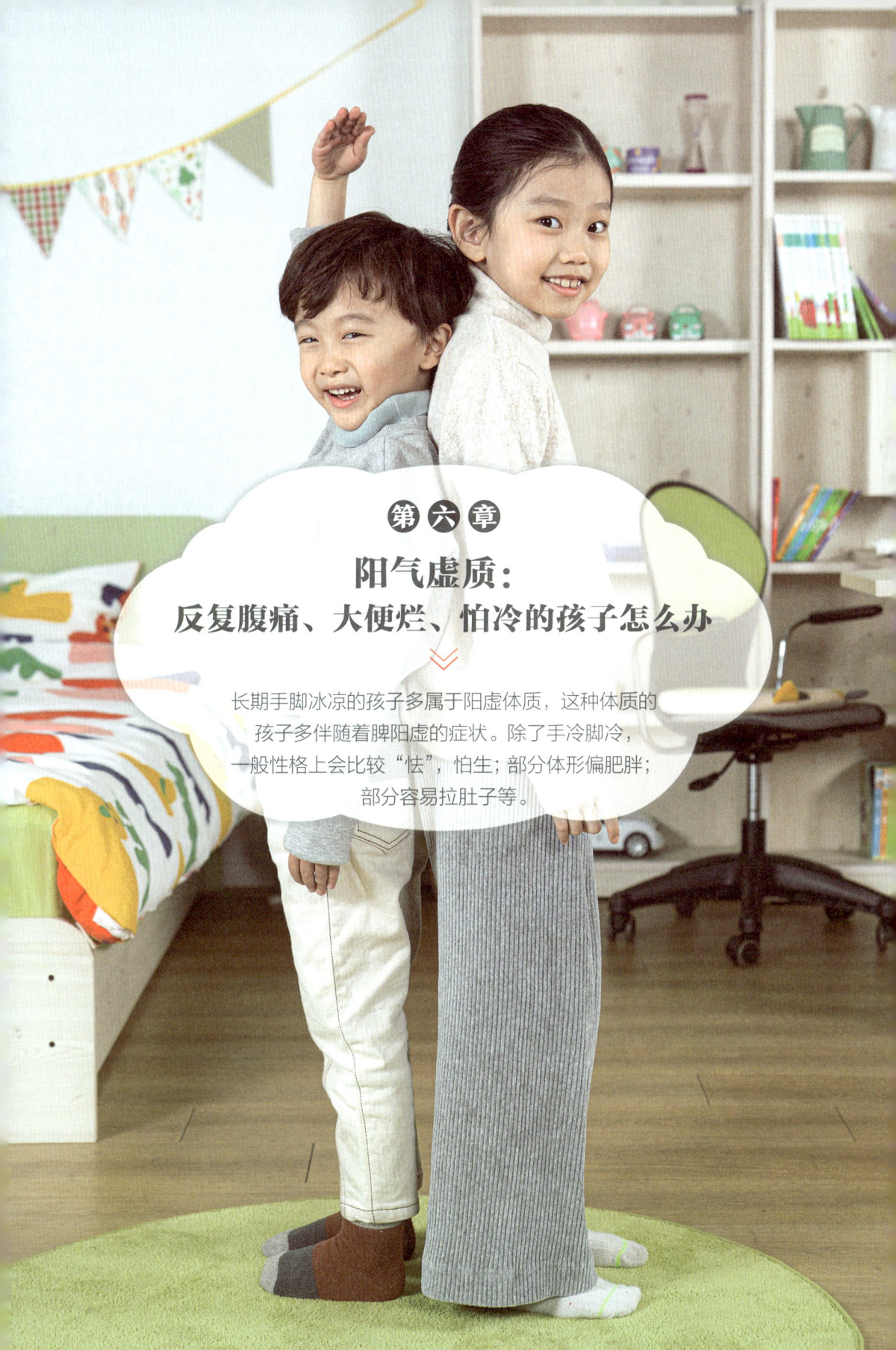

第六章

阳气虚质：
反复腹痛、大便烂、怕冷的孩子怎么办

长期手脚冰凉的孩子多属于阳虚体质，这种体质的
孩子多伴随着脾阳虚的症状。除了手冷脚冷，
一般性格上会比较"怯"，怕生；部分体形偏肥胖；
部分容易拉肚子等。

1. 孩子阳虚体质大多和脾胃受损有关系

阳虚体质并不是一出生就有的，阳虚质是气虚质的加重和深化。孩子从气虚逐渐转变为阳虚，很多时候是孩子的起居饮食出现了问题，脾胃受损导致的。

孩子的生理特点：孩子"稚阳未充"，阳气未充，脏腑娇嫩，各种生理功能尚未健全。相比成年人成熟的阳气，孩子的阳气是不稳固的。孩子的生长发育本身就是一个消耗的过程，所以孩子容易形成阳虚体质。

恣食生冷物：不注意对脾胃的呵护，吃多了冰冷或性寒的食物，如冰激淋、冷饮、西瓜等性寒水果，最典型的就是夏天喜欢喝冷饮，吹空调，或从小就喝很多凉茶。剧烈运动后爱用冰凉的食物解暑散热，这对孩子阳气更是加倍损伤。

滥用抗生素：家长没有呵护到位，孩子一生病就用抗生素，或不经辨证就使用寒凉的中成药。

休息不足：过度劳累也会损耗阳气，孩子过于贪玩晚睡，导致阳气亏损。

活动过少：孩子不爱活动，身体动力不足，津液循环不畅，影响脾胃运化。

2. 阳虚体质的孩子通常有哪些症状?

阳虚则寒象显，因此多出现以下症状：畏寒怕冷、四肢冰冷；面色苍白，精神不振；大便溏薄，夹杂着未消化的食物；舌苔淡白；反复腹痛等。阳虚可以说是气虚的加重和深化。气虚的孩子比较多见，阳虚的孩子相对较少见，但不是没有。

反复腹痛：阳虚质的孩子对环境、气候、饮食的改变，耐受度比气虚质更差。临床中，阳虚质的孩子发生的疾病比气虚质孩子的更难医治。如临床上很多阳虚质的孩子，反复腹痛，多次诊查都查不出什么问题，最多就诊断为肠系膜淋巴结炎这一类疾病，服药调治效果不太理想。这类孩子也容易得复发性口腔炎。

大便烂、遗尿：阳虚质的孩子大便比较烂，经常有不消化的食物残渣。小便次数多，有一些孩子甚至夜里遗尿，有这种情况的孩子一定要尽早调治。超过5岁的小朋友仍夜里遗尿，治疗起来是比较棘手的，一定要积极就医。

容易怕冷：孩子很怕冷，偏虚胖，不愿动，要穿很多衣服；手脚心经常是不热的，天气稍微转冷或者从热的地方进入空调房，手心立马就冰冰凉凉的；手脚泡一下水，很容易皱、起皮；饮食方面，喜欢喝热的、吃热的。

眼睑浮肿：眼睑也叫风池。上眼睑出现水肿，多因孩子体内水液无法正常代谢。脾主水湿运化，肾主水液排泄。"水虽制于脾，实则统于肾"，就是说，肾阳虚弱，阳气亏损，水液代谢困难，是水肿的最根本原因。孩子肾阳虚，如果不是因为先天的问题，大多是脾阳虚导致的。如果孩子老是眼睑浮肿，要注意补脾和补肾。

面色苍白：阳虚质的孩子面色青中带白，没有光泽。

精神不振：孩子精神差，声音弱，哭闹时都是气不足、懒洋洋的状态，很容易疲劳，更加容易出汗。

其他表现：舌质淡胖，多有齿印。指纹淡红，推而不畅，比较虚滞。

这类小朋友已经从气虚发展成阳虚，病位也更深一层，不只是脾胃的问题，已经伤及肾，病位常在肾，这种情况多见于先天后天之本都虚的孩子。

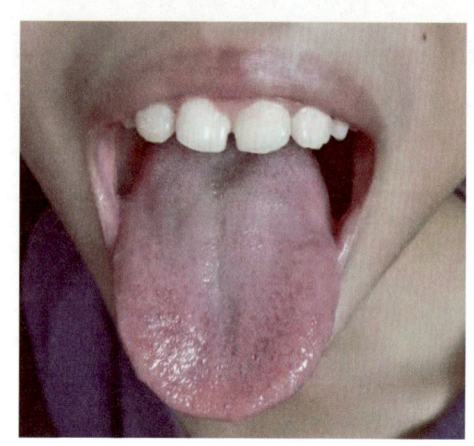

阳虚舌象

3. 孩子冬天手冷脚冷，怎么办？

《黄帝内经·素问·厥论》对手脚冰冷是这样解释的："阳气衰，不能渗营其经络，阳气日损，阴气独在，故手足为之寒也。"阳气虚衰，不能推动气血濡养四肢百骸，阳气不够，热力到不了四肢，所以手冷脚冷。

阳主温煦，阴主寒，阴寒内盛则手足冰凉。冬天是全年阴气最盛阳气最衰的时候，如果孩子本身阳气是比较亏虚的，很容易出现手脚冰凉的现象。

容易手脚冰凉是一种现象，它往往反映了孩子阳虚体质，这种体质的孩子多伴随着脾阳虚的症状。除了手冷脚冷，还比较怕生，体形偏肥胖，容易拉肚子等。脾阳虚的孩子容易生湿，体质也会偏寒，如果进一步观察孩子的舌苔，就会发现舌苔白腻，有一层薄薄的水汽，舌体偏胖大，舌边有齿痕。这类孩子脾的功能一般也不会太好，小一些的宝宝大便多是不消化的食物残渣，但气味不像消化不良时那么酸臭。

其实，无论阳虚还是气虚等，调理方向说到底都是一样的：顾护脾胃。阳虚的孩子还要注意养好脾阳、肾阳，孩子自然就会暖起来。

具体如何让孩子暖起来？首先要保护好身体的阳气不被过度耗散，然后补充身体的阳气。阴阳是互根互用的，滋阴可以补阳，补气也可以补阳。可以从衣、食、住、行4个方面入手。

衣

冬天天气寒冷，需多加衣被，做好防护。孩子对寒热不甚敏感，即使冷也不知道要多穿衣服。"阳者卫外而为固也"，此时孩子不仅会手脚冰凉，抵抗力也会相应下降，容易感冒。判断孩子是否穿够衣，可以摸摸孩子的后脖子，温热而无汗，证明衣物足够。

食

饮食可能是家长最关注的问题。俗话说，病从口入。阳气损伤很重要的一个原因就是我们的饮食。

① **合理食用高热量、高蛋白等甘温补阳之食物或药物。**如鸡、鸽子、鹅、鱼、虾、羊肉、牛肉等动物食品，以及栗子、南瓜、姜、葱、芫荽、大蒜、洋葱、韭菜等。需要注意的是：进补时要根据孩子的胃肠功能状态，每天用"许氏10秒消化判断法"来判断孩子的消化情况，消化好、没有热气上火表现的时候才能少量进食高热量、偏温的食物。

② **适当进补。**"阳虚者，宜补而兼缓"，进补时不应过急过猛，最好少量平补。"形不足者，温之以气"，说的是形体虚弱，卫阳不足的人，应该补气温阳。孩子用白术、太子参进补就是不错的选择，也可以适当用一些太子参、黄芪、大枣、桂圆等健脾益气的食药材煮粥煮汤。中医认为，阴阳互根互用，"善补阳者必阴中求阳"，尤其是对于阴虚火旺的孩子，日常煮粥煲汤的时候，可以时不时加入一些滋阴补血的药物，如麦冬、沙参等。

③ **注意不过食生冷食品或损阳之药，如绿豆、薏苡仁、西瓜等要适可而止。** 春夏养阳，秋冬养阴，夏天易伤阳气，到了冬天后果就会显现出来，所以尽量不要让孩子在剧烈运动后喝冷饮。在广东，很多家长认为孩子上火了要给孩子喝凉茶，这个其实是大忌，会对孩子的脾阳造成很大的损害。

住

夏天室内温度不要过低，如果要给孩子吹空调，温度应在 26℃甚至更高。不要让孩子长期处在阴冷潮湿的环境中，冬天如果开暖气，可以在房间内放一盆水调节湿度。平时还建议带孩子多进行日光浴，时间选择上午 10 点或下午 4 点。背部为人之督脉，督脉为"一身阳脉之海"，因此背部对着太阳进行日光浴，可以起到振奋阳气的作用。晒后背的时间不用太久，15 分钟足矣。晒后要注意及时给孩子补充水分。

行（动）

"四肢者诸阳之本也。"冬天也要带孩子适当进行运动。但是注意要在天气好的时候外出运动。不要在很阴寒、雾霾很大的时候进行户外运动。四肢是运动的主要参与者，运动可以使四肢血流加快，助阳生热，达到暖身的效果。

此外，调理阳虚、气虚的孩子，还有 3 个好方法：

泡脚。 泡脚不仅能使脚暖，还能让全身暖和。足是足三阳经的终点，足三阳经从头走向足，又是足三阴经的起点，足三阴经从足走向胸腹。泡脚可以起到振奋阳气的作用。对孩子而言，泡脚水温度不宜过高，38℃～40℃就可以，每次泡 5～10 分钟，微微出汗为宜。不要天天泡，每周 1 次就够了。

小儿推拿。 家长可在专业医生指导下，在家对孩子进行小儿推拿，如工字搓背、捏脊、补肾经、揉肾顶、补脾经、运内八卦等，温补脾肾阳气。

艾灸。 艾叶有温阳补气、温经通络、补中益气的作用，家长可以给 3 岁以上的孩子灸关元穴、足三里穴、三阴交穴、大椎穴、气海穴等穴位。

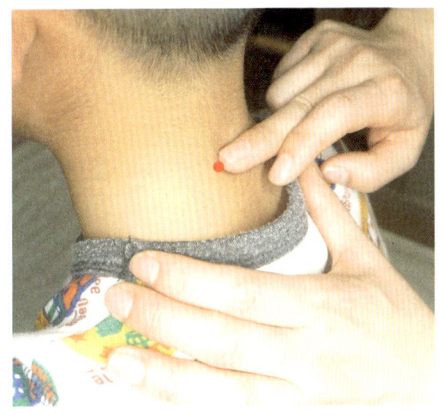

大椎穴

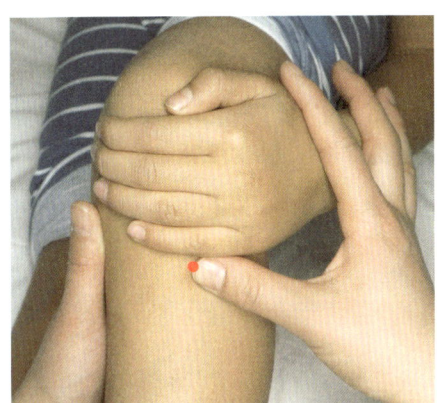

足三里穴

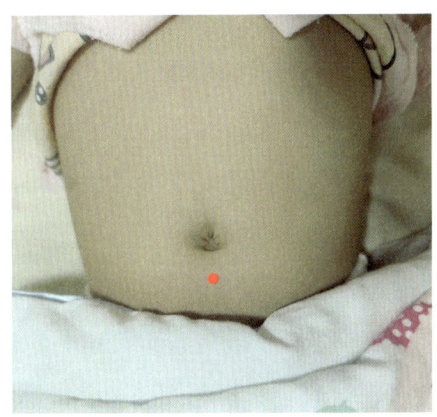

气海穴

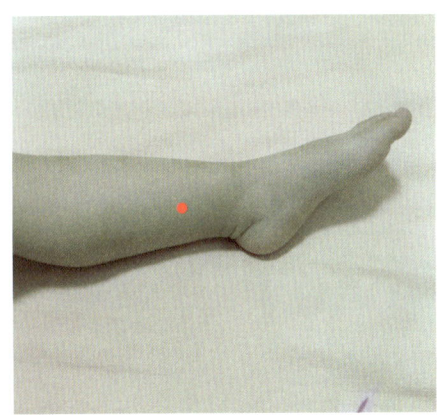

三阴交穴

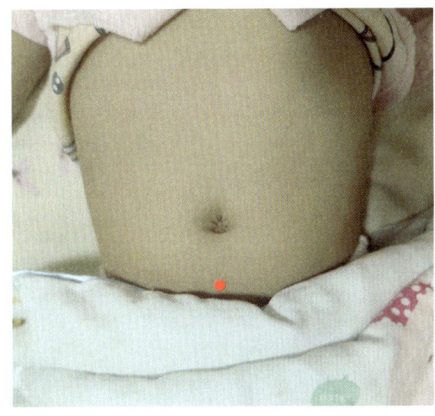

关元穴

4. 孩子瘦小不长个，养肾是关键

为什么孩子瘦小不长个呢？

中医认为"肾主骨"，骨骼的发育，关键在于肾。肾为先天之本，藏精，先天之精源于父母，肾气消耗之后没有及时补给，孩子就会出现各种发育问题，如发育迟缓、语言障碍、影响骨骼的生长、脑部发育迟缓等。

除了肾，脾的功能也至关重要。脾主运化水谷精微，化生气血，为后天之本。肾的精气，需要脾运化的水谷之精微及其化生的谷气来不断充养和培育，方能充盛。也就是说，只有脾胃健旺，肾中的精气才会充盈，才能更好地促进骨骼的生长。

吃进体内的任何营养物质，都要经过"脾主运化"的作用，才能被机体吸收并发挥作用，否则反而会成为垃圾、毒素，徒增脾胃负担。大多数瘦小的孩子并不是缺钙和维生素 D，而是消化吸收的能力不足。

补肾最好的方法是食疗。孩子补肾，要平补，而不能用很猛的补药峻补。肾在色为黑，一般黑色的食物对于补肾都有好处，比如黑米、黑豆、黑芝麻等，可以煮粥给孩子吃。但是这类食材的表皮比较难消化，所以一定要煮烂。

睡眠养肾也不可忽视。充足的睡眠是帮助孩子气血生化、保养肾精的重要方法。现代医学认为，孩子在深度睡眠时分泌生长激素最为旺盛，是长高的关键。总之，想要孩子长身体，就要重视睡眠问题。

▶Tips 春天是增高的好时节。

"春生、夏长、秋收、冬藏"，肝旺于春，属木，主生发条达。春季，孩子阳气渐沛，阴阳俱长，是生长发育的"黄金时期"。

据世界卫生组织统计，青少年在春季长得最快，身高增长幅度可以达到 10 月的 2 倍多。如此看来，春天是值得在长高这个问题上多下功夫的，对孩子稍加调理就可事半功倍。

5. 孩子反复腹痛，不可忽视肠系膜淋巴结炎

临床上常见到孩子肚子痛，反反复复，吃了很多药都不见好。家长带到医院检查，医生往往诊断为肠系膜淋巴结炎。现在患肠系膜淋巴结炎的孩子非常多，孩子症状很轻的时候家长不当回事，一旦肚子疼痛严重起来，又非常紧张。

治疗这种疾病，西药的效果一般都不太明显。如果并发上呼吸道疾病，伴随发热、呕吐等症状，看起来很严重，个别医生甚至会给孩子用抗生素。家长会发现，孩子好了没多久，肚子又会痛起来，而且越来越严重，病情反反复复。

什么是肠系膜淋巴结炎？

大肠和小肠边上附有一层白色网状物，这就是肠系膜，上面有很多白色的小疙瘩，就是淋巴结。淋巴结发炎，孩子就会感觉到痛。

如何判断孩子是不是患有肠系膜淋巴结炎呢？

肠系膜淋巴结炎最直接的表现就是肚子痛。按压孩子肚脐眼周围或下腹部，孩子有明显的痛感，多是间歇性的肚子疼，通常是吃完饭的时候会疼一阵，或者晚上睡觉的时候会疼一阵。

急性肠系膜淋巴结炎还可能会伴随发热、恶心、呕吐等情况。但是一般来说，临床症状无特异性。严重的话，还可以发现孩子扁桃体肿大，或者颈部淋巴结肿大等。

中医认为肠系膜淋巴结炎属于腹痛

肠系膜淋巴结炎是现代医学的说法，中医认为其属于腹痛。《诸病源候论·腹痛诸候》里提道："久腹痛者，脏腑虚而有寒"，意思是说总是肚子痛的人，五脏六腑肯定是又虚又寒的。表现在孩子身上，最主要的就是脾虚。

孩子脾虚，脾阳不足，体内的东西消化、吸收不了就会瘀积，气机阻滞了运输排泄不出去，就会堵塞在体内，表现出来就是淋巴结肿大。简单地说，孩子脾虚，运化水湿的能力下降，体内痰湿阻滞，气机不通畅，不通就会产生疼痛。

这类孩子的体质基础是虚弱、不坚实的。如果这时候还用抗生素、消炎药等攻伐很猛的药物进一步损伤脾阳，孩子的情况就会进一步恶化；再给孩子喝凉茶或清热下火的汤水，孩子的脾胃不仅得不到呵护，还会进一步遭受打击，体质就会越来越差。所以，吃西药，用抗生素、消炎药解决不了孩子这种肚子痛的情况，就是这个道理。

孩子腹痛，家长应该怎么做？

控制孩子不积食

这类孩子脾虚，所以容易积食。家长要学会"许氏10秒消化判断法"，每天观察孩子的大便、舌苔、口气、睡眠。如果其中1~2项是不正常的，那么孩子很可能是积食了。这时候就要帮孩子助消化，接下来的几天，让孩子每餐少吃一些，饮食清淡，同时配合素食给孩子喝3天三星汤。

消化好的时候给孩子健脾

患肠系膜淋巴结炎的孩子大多都脾阳虚，消化好的时候就要给孩子温健脾胃，治疗孩子的"本虚"，解决根本问题。健脾可以用太子参、白术。同时要注意化湿和行气，让气机通调，可以给孩子吃些茯苓或者日常用陈皮泡水喝，燥湿理气。

6. 头发稀黄的孩子，就是营养不良吗？

孩子头发稀黄，家长第一反应就是孩子营养不够。其实原因有多种。

一般来说，孩子的头发应该乌黑紧密、光亮润泽，这是肾气充盛、精血充足的表现。少部分孩子头发可能天生略带棕黄色，这种是遗传现象，比如父母都是黄发，子女也黄发，这种现象也是正常的。

《四圣心源》中说："夫须发者，营血之所滋生，而实卫气之所发育……当于营卫二者双培其本枝，则得之矣。"这说明头发的生长需要血液滋养，与脾、胃、肝等脏腑关系密切。

头发颜色不是评判健康的唯一标准，最重要的是看头发的光泽和荣润，这能反映脏腑的气血盈亏。

如果孩子只是单纯头发黄，有时并不是什么大问题，家长不必太焦虑。如果孩子头发不仅黄，还干枯、稀疏、易掉，很可能是身体虚了，健康出现了问题，这时家长就要重视起来。

孩子头发稀黄，先排查 4 个常见原因

孩子是不是营养不良

营养不良是孩子头发稀黄的常见原因。头发中含有蛋白质及多种微量元素，如果孩子营养不良，供养头发的原料就不足，会造成头发稀少、发黄。

孩子是不是先天肾气不足

头发由肾所主，头发的生机与肾的盛衰有关。肾为先天之本，如果孩子先天不足，则容易出现头发问题。孩子头发枯黄、稀细、形似柴草，多为肾气不足，精血亏损所致。

孩子是不是脾胃虚了

如果将孩子比喻成小树，那么头发就像树叶，肾是先天之本，脾胃是气血生化之源，相当于树的营养肥料。如果脾运化失常，气血津液不足，头发和肾等全身脏腑都会失去滋养，没有肥料，小树又怎么能茁壮成长呢？树叶也就是头发，自然枯黄稀疏。孩子脾胃受损，成了疳积，可能就会头发结如穗、枯萎没光泽，还常伴有面黄肌瘦、大便溏薄或干结。

孩子是不是患了某些疾病

有些病症也可以表现为脱发，比如铅中毒和佝偻病。人体内铅含量严重超标，会导致智力下降、免疫力下降，影响毛发生长，甚至大量脱发。佝偻病的病因是由体内维生素 D 不足，钙、磷代谢紊乱引起的，除了骨骼病变，也会出现脱发、惊厥、夜哭、汗多、易激怒等症状。

孩子头发稀黄的原因有很多，服用药物、护发不当也会产生影响。孩子除了头发稀黄，还伴有发育缓慢、脱发严重等其他症状时，最好去医院诊治。

孩子头发稀黄，如何调理？

有些家长看到孩子头发稀黄，往往会给孩子化验微量元素，在医生指导下补充身体缺乏的微量元素。但补充营养的关键是营养吸收，给孩子吃了很多营养补品，如果孩子身体无法吸收，补品就无法起作用。因此，改善头发稀黄的关键是让孩子脾胃运化正常，能够消化吸收营养。

日常预防积食：孩子脾胃较为虚弱，日常需要防止积食的发生。一旦脾胃内伤，水谷精微不能运化，吃多少补肾健脾胃的药物疗效都不大，头发也不会得到滋养。"许氏 10 秒消化判断法"仍要每天坚持用，积极避免孩子积食。

消化好时饮食调养：孩子头发稀黄多为脾肾虚、气血不足导致，饮食调理最为重要，气血充足了，毛发才会得到濡养生长，才会致密有光泽。

平时可以给孩子喝牛奶，吃鸡蛋、肝、鱼、骨汤、芝麻、核桃等食物，补肾气健脾胃；还可以吃含有丰富碘质的海藻类，如海带、紫菜等，使头发滋润有光泽；注意不要让孩子偏食，蔬菜水果要均衡，因为微量元素及维生素大多来源于蔬菜水果。

总的来说，家长们要仔细辨别孩子头发稀黄的原因，针对不同状况进行调理。家族遗传不必太担心。其他疾病引起的，应该积极治疗。如果是由脾胃虚弱，营养无法吸收造成的，要调整喂养方式。

7. 为什么补肾对孩子那么重要？

中医理论讲，儿童的身体特点就是天生"五脏六腑，成而未全，全而未壮"。在这些稚嫩的、不健全的五脏六腑中，肺、脾、肾尤其突出。孩子肾气本就未盛，当然要给孩子合理补肾。

肾气足，应对外界各种邪气入侵的能力就强。比如流感，肾气强的孩子抗病能力就会比肾气虚的孩子强，即使生病，也会好得更快一些。

孩子的肾虚不同于成年人

孩子也需要补肾，但是孩子的肾虚不同于成年人的肾虚，二者有本质的不同。

成年人的肾虚多是肾阳虚，主要是常年的劳逸损伤所致。孩子的肾虚主要是肾阴肾阳皆不足、肾气不足，是孩子稚阴稚阳的体质特点所决定的。有时因自身体质或生长晚的差异，孩子也会偏肾阴虚或肾阳虚。

正因为孩子与成年人之间的差别，成年人补肾时吃的补药补品，是不能给孩子吃的。

什么是肾气虚？

我们先来看看什么是"肾阴""肾阳"和"肾气"。中医讲"肾"不同于西医，不单单指脏器器官，而是与肾相关的整个系统，它包含了物质和功能两个层面。

肾阴：中医将能够滋养脏腑组织，并促进人体生殖生长和发育的物质，称为"肾阴"（也叫肾精）。

肾阳：中医将另一部分能够温暖脏腑组织，给予人体动能和热量的功能称为"肾阳"。

肾气：肾气是一种身体耗能。物质的转化需要消耗能量，同样，肾阴转化成肾气，也会消耗元气。而元气就像刚出厂的煤气罐，容量各不相同，有的煤气罐可能装80％，有的煤气罐则可能装90％，有人天天用煤气大火炒菜，有人则只是偶尔小火炖汤。由于先天元精的不同，后天消耗不同，孩子也会出现肾气足与不足之区别。

肾阳就如炉中的火，肾阴就如锅中的水，肾气就是火把水烧开后的水蒸气。

火将水烧开就会产生蒸汽，肾阴在肾阳的作用下气化就会产生肾气。肾气的功能很多，就像蒸汽机只管产生蒸汽，但蒸汽却可以推动火车、轮船。

火少了，就是肾阳虚；水少了，就是肾阴虚。火少或者水少都会导致肾气虚。

与成年人的不同就在于，孩子是稚阴稚阳之体，也就是身体的物质基础，即结构功能都仍在成长发育阶段，并不稳定。孩子的肾气除了要担负日常的职责，还要比大人消耗更多的肾精转化成肾气，去促进生长和发育。所以相对来说"肾常不足"。

而孩子又是朝气蓬勃，生命活动非常旺盛的。这就好比，锅下的火大，而锅里的水少，也就是阳常有余，阴常不足。所以相对而言，孩子更多的是"肾阴常不足"。

4 种孩子要注意补肾

① **经常尿床的孩子**。一般来说，3 岁以下的孩子，偶尔尿床都算是正常现象。如果是 3 岁以上的孩子，还隔三岔五尿床，或者有一段时间几乎天天尿床，家长就要带孩子去看医生，日常还要重视肾气的调补。肾有固摄的功能，孩子膀胱控制不住而尿床，首先要考虑到是固摄能力不足。

② **发育明显迟缓的孩子**。肾精不足则生髓少，就会直接影响孩子的身体发育，经常表现为孩子囟门闭合晚，出牙、站立、走路等比同龄孩子晚很多。如果孩子有这些表现，就要考虑是不是肾气不足了。

③ **头发稀疏发黄的孩子**。"发为血之余"，孩子肾精足就能生足够的血，血气旺头发才能得到润养，头发就会发黑发亮。前文也说，如果孩子头发稀疏发黄，那么日常饮食和生活中要注意对肾的呵护。

④ **满口蛀牙、龋齿的孩子**。对于虫牙、蛀牙，人们通常认为是孩子吃糖导致的。中医认为，肾主骨，而齿为骨之余。如果孩子刷牙的习惯是良好的，居住地饮用水无严重污染，但还是出现严重的蛀牙，那么家长也要懂得，可能是肾气不足导致的。

温阳补肾有三宝

给孩子滋补肾阴，关键在"平和"二字。以温补为主，不可采用攻伐太猛的药材，以下"补肾三宝"尤为有效。

温补食物

冬季天气逐渐寒冷，寒为阴邪，容易损伤肾阳。可适当给孩子吃些温补益肾的食物，如核桃、芡实、山药、红薯、南瓜等。

"黑色"食物

中医认为，黑色入肾，补养肾气也可以多吃"黑色"食物。如黑木耳、黑芝麻、黑豆、黑米等，不仅益肾，还能润肺生津。但需要留意的是，黑米、黑豆等不太容易消化，要注意烹饪方式并控制好量。

坚果类食物

许多坚果类食物也有不错的补肾效果，如花生、胡桃仁、松子、板栗等。

冬天是孩子补肾气的好时节

特地选冬季来强调补肾，主要是顺应了冬天的季节特征。要帮孩子温补敛藏阳气，而阳气的根基就在于肾。

不少家长注意到，孩子在冬天的生长发育较其他季节会更缓慢些。这是因为，孩子的肾气不仅要用于成长发育和日常活动，还要匀出一部分抵御冬日的严寒，这导致原本就不足的"肾阴"更为匮乏。所以，想让孩子能量充足，来年春天长得好、蹿高个，补肾就成为冬季给宝宝进补的重中之重。

滋阴益肾前先"引补"

所谓"引补"，就是先替孩子调理好脾胃。肾是先天之本，脾是后天之本。肾为孩子生命提供物质基础，脾为孩子从外界吸收营养。脾主运化的功能，需借助肾中阳气的温煦，这是先天温养后天。肾脏所藏之精气，有赖于脾运化水谷精微的不断补充，这是后天补养先天。

任何时候，呵护脾胃都是调理孩子身体的第一步。孩子消化好、无病痛，营养能被身体很好吸收，才能补得进。

食疗效果好，但要防积食和内热

冬季饮食宜温热，应以"藏热量"为主，最好的方法就是温和的食疗。俗话说"逢黑必补"，冬季补肾，黑米、黑豆、黑芝麻等都是不错的食材，可以煮粥给孩子食用，但是这类食物的表皮都难以消化，所以煮制时一定要煮烂。家长也可以给孩子烹制含有优质蛋白质与有补肾健脾作用的食物，如白萝卜羊肉汤等。生冷的食物极易损伤阳气，日常无特殊情况，要尽量避免食用。

在补肾的过程中，如果孩子出现口干舌燥、心烦上火、大便干结等内热的状况，证明补益过多了，这时就要停止补益，同时可以给孩子吃一点百合、银耳、沙参等食物滋肾补阴。

孩子的起居要照顾好

冬季气温低，天亮较晚，家长要根据气候特点适当调整孩子的作息，提倡早睡晚起，保证充足的睡眠时间，顺应自然。

冬季也应该让孩子适当地运动，运动能调动身体阳气，也能增强体质。孩子进行活动时要做好保暖措施，特别要保护好孩子的脚底、肚脐、脖颈等。冬季属闭藏之季，运动不宜剧烈，出汗过多反而会损失肾气。

给孩子补肾气的 2 个错误观念

如果肾虚那补肾就好了，这是大部分人的想法，但是其中也存在很多问题。肾虚有很多种情况，家长对很多细节都不明白就给孩子乱补，加上有些看法和观点也不是很正确，反而会对孩子造成伤害。

孩子肾气不足，只补肾，不管其他

这种观点的错误在于没有把孩子的身体各脏腑当作一个整体来看。我们知道，脾、肺、肾是孩子天生不足的三个脏器，这三个脏器之间会相互影响，肾气不足，会影响脾和肺。脾长期不好，也会影响肾和肺，所以孩子肾虚，不一定是肾本身出了问题，根源有可能在于其他脏器。很多孩子都是由于喂养方法不合理，而伤了脾胃，进而对肾造成影响。所以给孩子调补，不能不顾脾。

补肾不分阴阳，乱补

肾虚分肾阴虚和肾阳虚，肾阴虚者服用补阳药容易上火，肾阳虚者服用补阴药则会加重病情。因此，必须在辨证的基础上，选择合适的补肾方法。

具体是哪种，家长可以根据以下症状判断。

肾阳虚（寒象）：孩子容易手脚冰冷，神疲乏力，大便稀溏，小便频繁清长，夜尿多。

肾阴虚（热象）：孩子容易上火，脾气也比较大，口咽干燥，五心烦热，睡觉出汗，瘦小，小便黄少。

8. 阳虚体质的孩子，要养护脾胃

日常阳虚的孩子所占比例并不大，很多家长以为孩子是阳虚，但实际上还是气虚，只是气虚比较严重了。临床上虚寒体质严重的孩子，大多都是肾气不足的，但我们很少直接补肾，而是通过呵护脾胃来实现肾气的补养，这样效果才更好。

脾的能力弱，脾虚久了波及脾阳，脾阳也虚，这时候更要积极调理脾胃，防止孩子真正变为阳虚。脾阳主要是指在脾的功能中起到温煦、推动作用的物质，就像孩子生长发育的"火力"，脾阳虚的孩子，火力不足，身体缺乏热量，脾胃功能就不能正常运转。

脾阳虚与脾气虚关系密切，脾阳虚一般是在脾气虚的基础上加上阳虚的症状。表现为口淡、口水多，眼袋偏青色，舌头胖大，舌苔厚腻，温煦的能量不够就容易怕冷，手脚冰凉，多汗气喘，而且身体容易浮肿。

日常调理中，脾阳虚的孩子需要温补脾阳。饮食上，寒凉的东西就要戒掉，比如凉茶、酸奶、猕猴桃，这些家长经常给孩子吃的东西，其实都是伤脾阳的。日常可以给孩子吃些猪肚、春砂仁温脾健胃。此外，俗话讲"寒从脚底生"，每周可以给孩子泡一次脚，泡到微微发汗即可，帮助孩子驱寒。

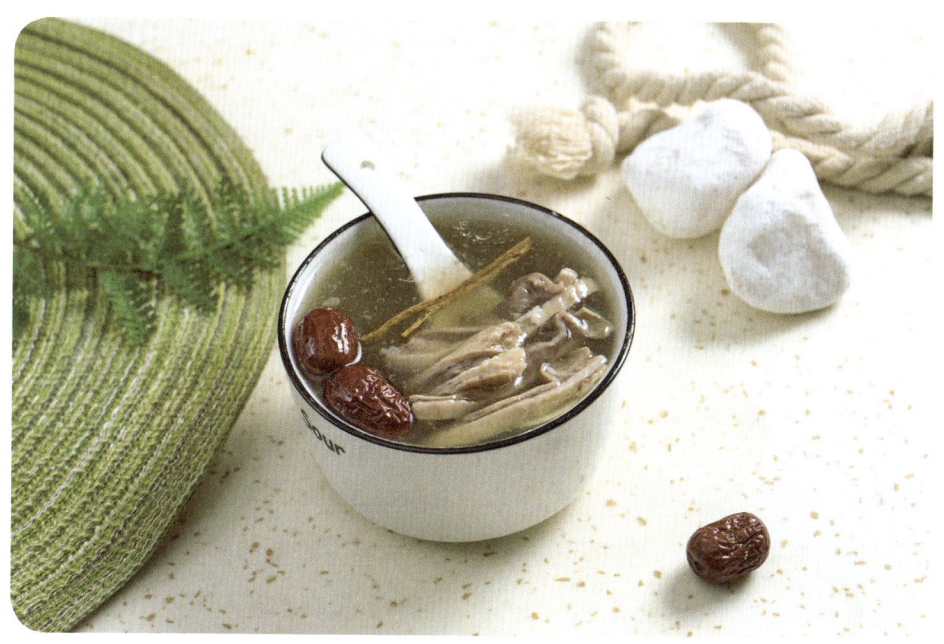

食疗方推荐·参枣猪肚汤

材料

猪肚1个，党参8克，去核大枣1枚。

做法

将所有材料洗净一起放入锅中，慢火煲1小时即可食用。

功效

补益气血。

用法

3岁以上孩子对证服用，每周1次。

无论是脾气虚、脾阳虚还是脾阴虚，归结起来就是脾虚，孩子脾胃功能都较差，消化吸收代谢能力不足，很容易积食，稍微吃多点就不消化，无法为身体发育提供足够的营养。

养脾胃，消化吸收好是关键。脾胃最怕积食，一旦脾失健运，补再多营养物质也吸收不了，反而会进一步损伤脾胃，所以调补脾胃，必须是在孩子不积食的时候才能进行。

每天用"许氏10秒消化判断法"判断孩子的消化情况，消化不好的时候，及时用三星汤助消化，吃少、吃素，停止进补；消化好的时候，抓住机会健脾益气，适当进补。

▶Tips 关于脾的小常识。

孩子多为气虚质，脾的能力弱，脾虚久了波及脾阳，脾阳也虚。脾阴虚一般是温热病耗伤胃阴所致，也就是高热之后，孩子最容易出现脾阴虚。

9. 饮食上要温阳补肾，少吃生冷食物

阳虚体质的孩子应该扶正祛邪、升扶阳气，也就是补脾阳、补肾阳。首先补脾阳，在孩子消化好的时候适当给他吃些猪肚、鸡肉、春砂仁，之后补肾阳，日常可多吃韭菜、桂圆、核桃，也可以吃一点羊肉，既暖脾又补肾。

临床常用的药材有巴戟天、菟丝子等，用于孩子症状较重的情况，而且这些药材不容易使用，家长不要随意煮给孩子吃，最好还是到医院就医。

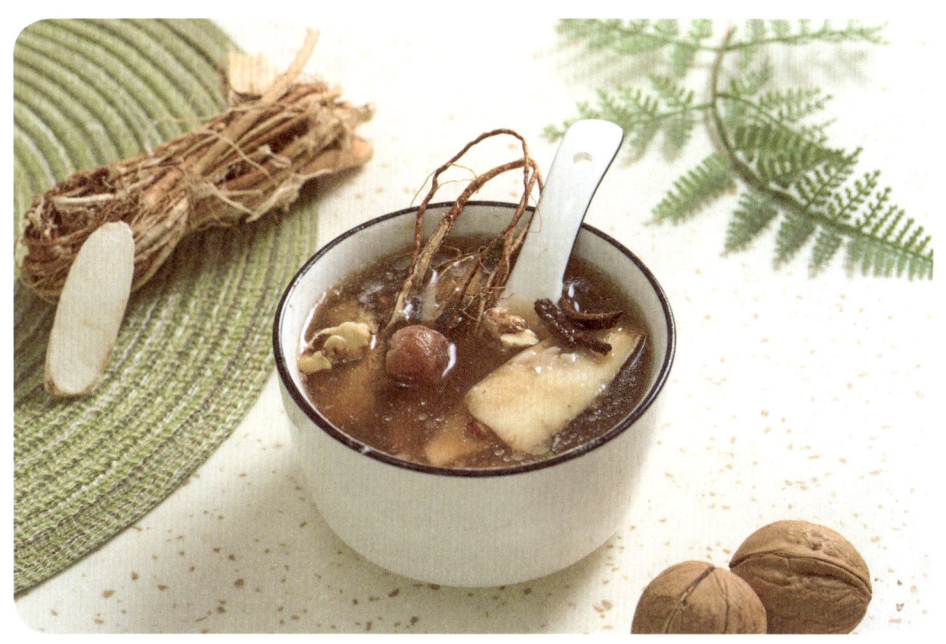

食疗方推荐·白参五指毛桃汤

材 料

五指毛桃 12 克，白术 12 克，党参 10 克，龙眼肉 10 克，山药 10 克，核桃 8 克，陈皮 2 克，猪瘦肉 50 克，生姜 1 片。

做 法

① 将所有材料用水洗净备用。

② 将猪瘦肉焯水后，与其他材料一起放入炖盅。

③ 加入 600 毫升清水，炖约 2 小时，最后加盐调味即可。

功 效

温阳益气，固护元阳。

用 法

3 岁以上孩子对证服用。

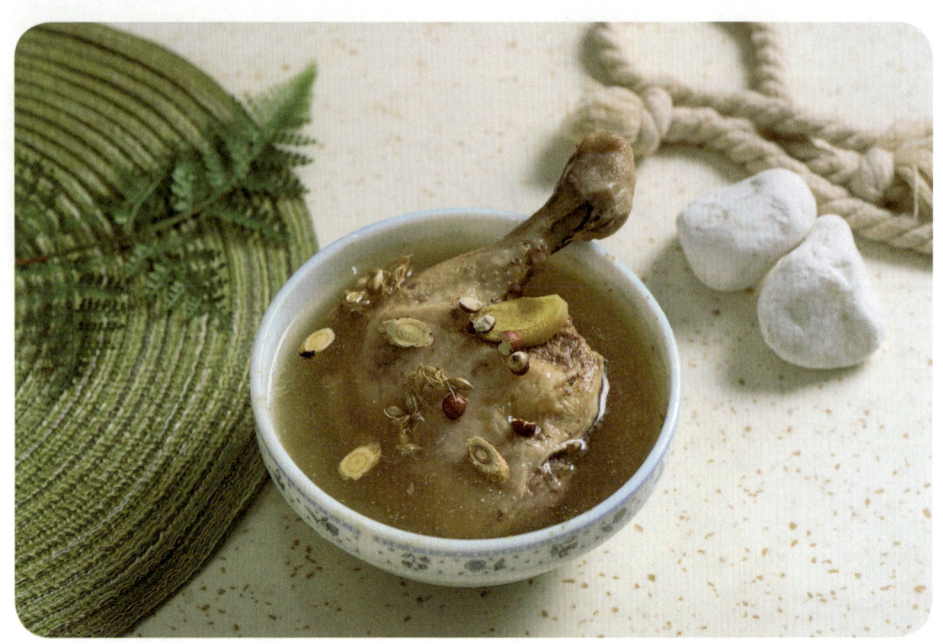

食疗方推荐·谷芽黄芪鸡汤

材料

鸡肉 100~150 克，谷芽 6 克，芡实 10 克，黄芪 10 克，生姜 2 片。

做法

① 鸡肉洗净切块。

② 将鸡肉块与谷芽、芡实、黄芪、生姜一起放入锅中，加水 3 碗。

③ 慢火煲 1 小时即可服用，可分次饮汤吃肉。

功效

行气、解郁、消食。

用法

3 岁以上孩子对证服用。

补肾阳、补脾气，当选羊肉

既能入脾、肾，又温热而不过燥的，当选羊肉。羊肉和其他的食材搭配，有健脾补肾、暖身养胃的功效，适当给孩子吃也非常合适。

羊肉味甘，性热，入脾、肾经，补肾益脾，温中焦，具有补虚益气、温中祛寒、开胃健脾、益肾助阳的功效。从食补的角度看，羊肉还能缓解虚寒泻痢、腰膝酸软、虚劳羸瘦等症状。

许多家长担心给孩子吃羊肉会太燥热，羊肉有温补但不会过于燥热的优点。不过，羊肉也不是所有孩子都能吃，怎么烹煮、能吃多少，也大有讲究。

以下 3 种情况，是阴虚的表现：口干舌燥、手足心热、大便硬结。阴虚的孩子体内火旺蕴热，最好少吃羊肉，会燥上加燥。以下是烹煮羊肉的小建议：

食材性味加减法

羊肉温热，家长在给孩子烹煮羊肉时可以适量搭配豆腐、白萝卜、冬瓜、马蹄、青皮甘蔗等清热泻火的凉性食物，彼此调和，减轻食材的燥性。

忌加补品，少加燥热调料

羊肉本身已经足够滋补，在烹煮的时候就不要再加入当归、人参、黄芪等药材了。此外，尽量少放或不放温辛燥热的调料，如胡椒、孜然、茴香、八角等，否则容易热上加热。不过，为了去除羊肉的腥膻味，在烹煮的时候可以加入不去皮的生姜。姜皮辛凉，还可以散火除热。

羊肉喷香，但不要贪多

1~2 岁的孩子，消化功能相对不健全，可以喝点羊肉粥水，只喝粥不吃肉。家长在煮粥的时候，要把羊肉的肥肉和皮都去掉，只取瘦肉来煮粥，煮好后去掉浮油，以减轻胃肠负担。3 岁以上的孩子，以 1 次吃 2~3 块肉为宜，少吃多餐，才有较好的调理效果。

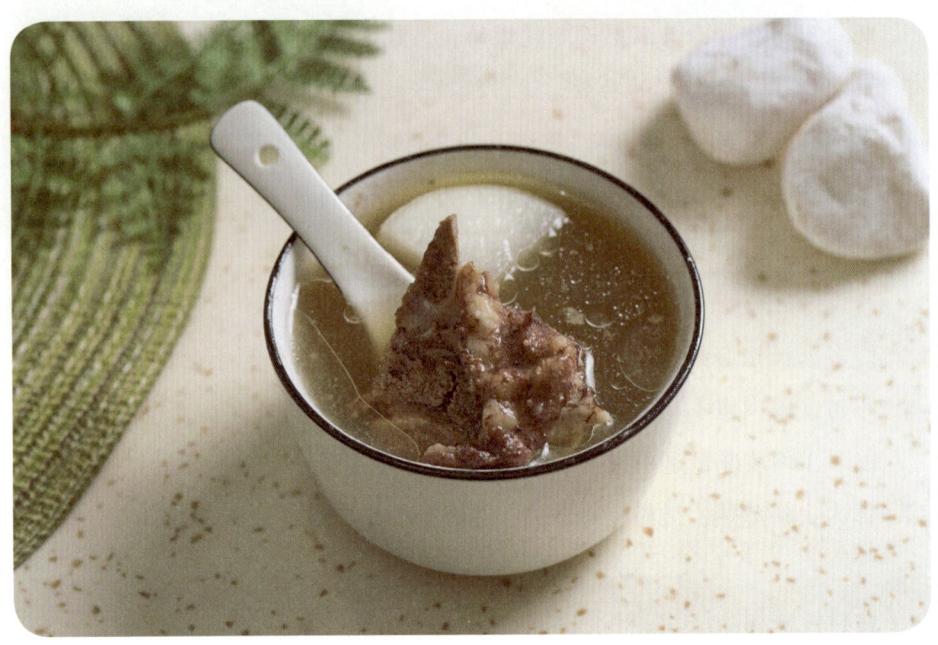

食疗方推荐·白萝卜羊肉汤

材料

羊肉 250 克，白萝卜 100 克，姜、葱、盐少量。

做法

① 羊肉洗净，切成小块，焯水；白萝卜洗净，切块。

② 锅中注水，旺火烧沸后放入羊肉，撇去浮沫，放入葱、姜，转小火将羊肉炖至七成熟。

③ 放入白萝卜炖 15 分钟，放盐调味即可。

功效

暖身养胃，健脾补肾。

用法

2~3 岁孩子对证服用，只喝粥水不吃渣；3 岁以上孩子可以吃少量羊肉。

10. 给孩子捏脊、推补肾经效果佳

滋补肾气的推拿方法：补肾经 100~300 次；按揉涌泉穴 30 秒并擦涌泉穴至透热；捏脊上 6~9 行，下 3~6 行；补脾经 300 次；推三关穴 100 次；逆时针方向摩腹 300 次；揉足三里穴 1 分钟。

补肾经可以滋养肾气；涌泉穴是肾经的穴位，能激发肾气；捏脊可以刺激督脉、夹脊穴，激发阳气和脊柱的生长。

这些方法，婴幼儿都能使用。要注意的是，小儿推拿最好在室温 28~30℃、湿度 50%~60% 的环境中进行。因为是补益的手法，为了避免影响孩子休息，不要在孩子入睡之后做，白天做比晚上做更好。

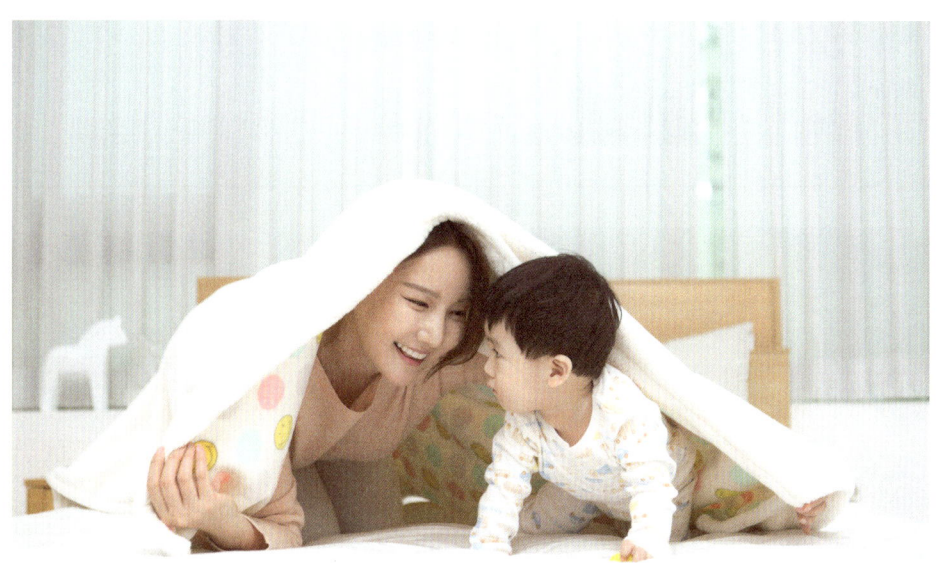

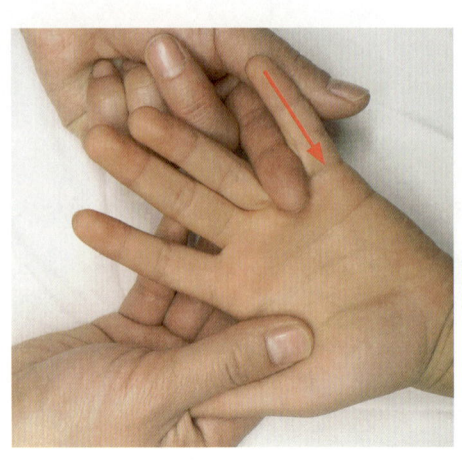

补肾经

补肾益脑，温养下元

肾经在手掌小指的螺纹面，小儿推拿保健时，从小指掌面指尖推向指根。

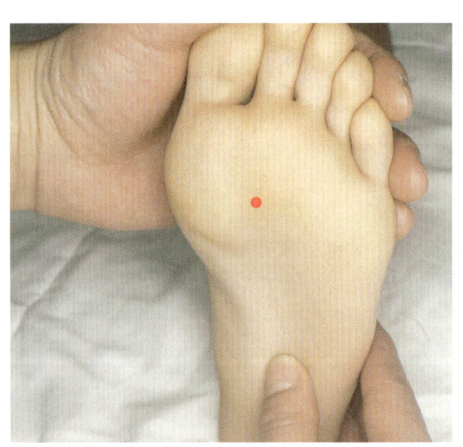

按揉涌泉穴

温补肾经，气血通畅

涌泉穴位于脚底第二、第三趾缝与脚后跟连线的 1/3 处。可直接屈食指点按揉动。

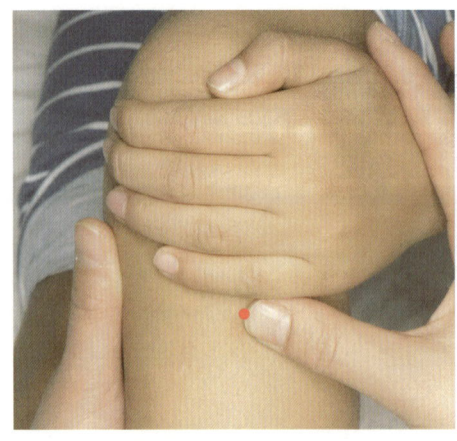

揉足三里穴

健脾和胃，增益气血

足三里穴位于外膝眼下 3 寸，孩子四个横指的宽度就是孩子的 3 寸。离胫骨前缘一横指宽处，用拇指或食指按揉。

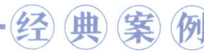

孩子瘦小不长个，可以打生长激素吗？

问：女宝宝，5岁9个月，体重18千克，身高111厘米，去医院检查，骨龄才4岁2个月。医生说孩子需要打生长激素，她鼻梁有竖筋，有眼袋，平时大便干。请问不打生长激素、用三星汤和健脾汤能给孩子调理好脾胃吗？可以让孩子的身高赶上其他孩子吗？

答：身高、体重与先天和后天的因素都有关。先天因素即遗传因素，但遗传对孩子身高并非起决定性作用。如果排除遗传因素后，孩子的生长发育仍落后于同龄孩子，一般都是脾胃功能太差所致的，表现为以下3点：

①山根（鼻梁）有青筋。

②气池青紫（眼袋又青又重）。

③大便秘结，不正常。

案例中所讲的"打生长激素"，原来用于治疗儿童生长激素缺乏性矮小症，但孩子瘦小不长个，并不一定是生长激素缺乏造成的，更多可能源自脾虚。打生长激素并不能解决由脾虚引起的身高问题。对于调理好孩子的脾胃功能，正常消化吸收营养，没有多大帮助，孩子不能得到充足的营养供应，当然会有生长发育相关的问题。

另外，打生长激素，会破坏孩子自身内环境的平衡，是好是坏，不能一概而论。我个人的观点是不建议随便使用。

我建议从根本上解决孩子营养吸收不好的问题。孩子生长发育跟不上、胃口不好，家长切勿心急，不要强迫孩子吃太多。相反，要让

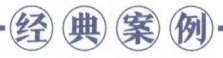

孩子吃少、吃温、吃软，让脾的功能慢慢恢复。

胃主受纳，脾主运化，食物能被吸收才是营养。胃主受纳，就是说胃负责接受和容纳水谷，食物先被收容在胃里，进行初步的分解细化。脾主运化，脾能真正让食物被消化吸收，让食物转化为营养输送到五脏六腑。如果脾的功能弱，吃太多消化吸收不了，就不能提供各个器官生长发育需要的营养物质，孩子自然就会出现能吃但是不长肉，体质还很差的情况。

如何调理才能恢复脾的功能，增强抵抗力？记住一个方法：先助消化，再健脾。

很多家长以为，孩子脾弱，那肯定就要健脾。实际上，直接给孩子喝各种健脾的食疗方等，孩子一样消化吸收不了。长期积食，是孩子脾胃受损的根本原因，所以调理脾胃首先要助消化，让孩子的消化能力恢复到正常水平。

第一步：助消化。

① 控制饮食。脾胃虚弱的孩子就不能再给他吃鱼、鸡、肉、蛋，而是要让他饮食清淡、甚至素食，让肠胃休息，恢复功能。

② 配合助消化的食疗，比如喝三星汤。

第二步：消化好时健脾。

① 忌食寒凉的食物。凉茶、冷饮、性寒凉的食物尽量不给孩子吃或者少吃，慎用抗生素等攻伐很猛的药物。

② 孩子消化好的时候，可以吃一些健脾的汤方。太子参、白术都是很好的健脾药材。

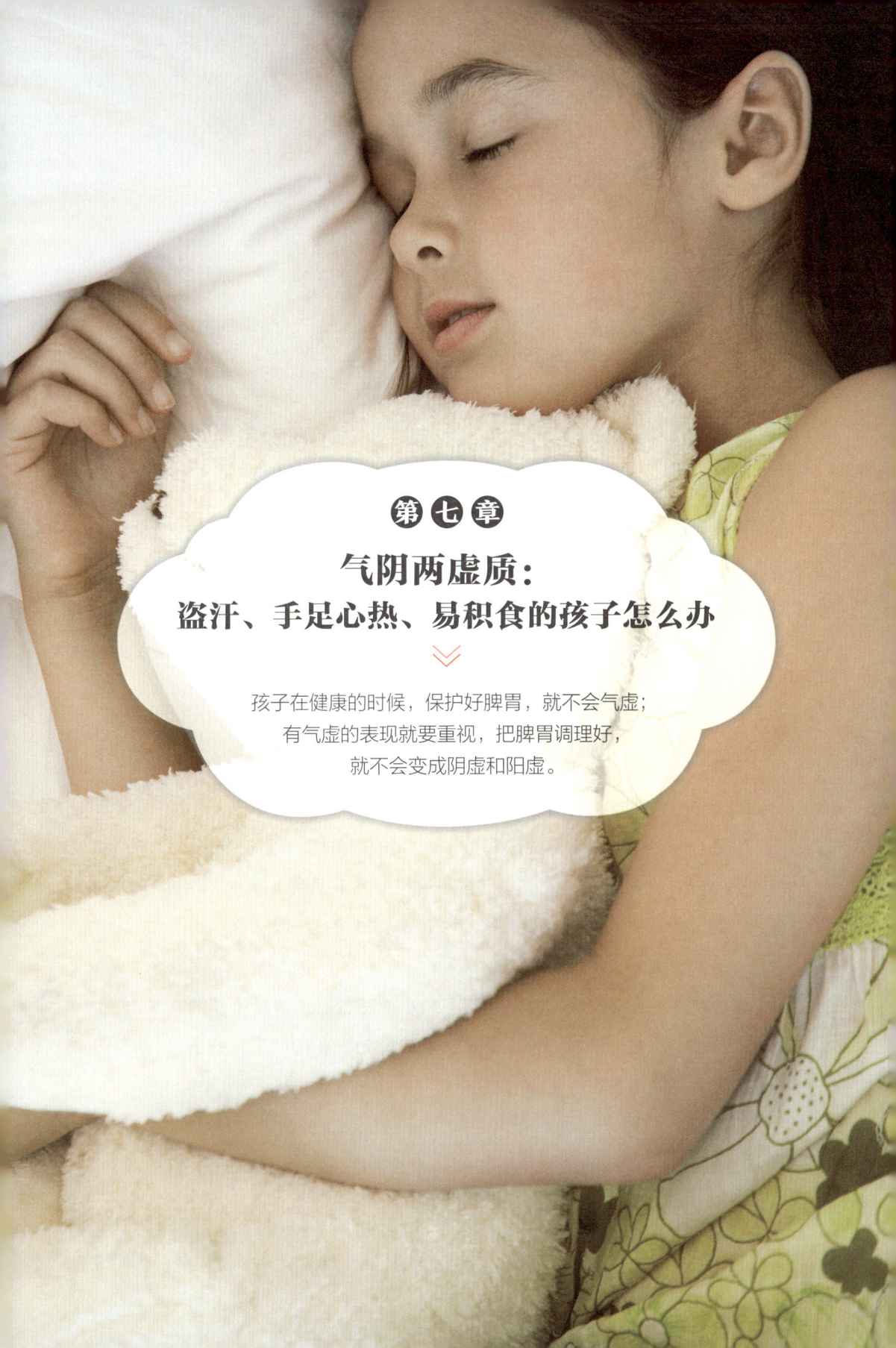

第七章

气阴两虚质：
盗汗、手足心热、易积食的孩子怎么办

孩子在健康的时候，保护好脾胃，就不会气虚；
有气虚的表现就要重视，把脾胃调理好，
就不会变成阴虚和阳虚。

1. 阴虚体质的孩子通常有哪些症状？

阳气潜藏在体内，孩子容易出现脾胃烦热。此时，最易受损的不是阳气，反而是阴液。如果家长在秋季没有做好孩子的润燥工作，孩子出现内燥，阴液受损就会更严重。阴液不足，不能滋润五脏，五脏得不到濡养，就无法正常运转，储藏能量。这个时候，只要有能量进入，稍微消化不了，孩子就容易上火，即我们所说的阴虚火旺。

除了阴虚火旺外，阴虚体质的孩子还会有以下表现：

手足心热，睡觉时常常怕热踢被子：阴虚体质的孩子比较耐寒，常常会喊热，晚上睡觉稍微盖一点被子就热得受不了，半夜经常踢被子，同时手心脚心都比较烫。这时家长不要以为孩子身体好、火力足，有火是表象，阴虚才是实质。

盗汗：到了秋冬季节，特别是到了后半夜睡觉时还容易流汗的孩子，大多是气虚。流汗过多，进一步损耗津液，伤阴耗阳，孩子的体质就会往阴虚发展。

睡不安：虚火旺，气收敛不住，孩子就会特别精神，晚上十一二点还不睡觉。晚上睡觉不安，经常摸着手足心烫、皮肤烫，但是量体温又是正常的。实际上，阴虚的孩子睡眠质量差，而晚睡、睡不宁也会伤津耗阴，加重阴虚的表现。

脾气大，脾气躁：阴主静，阴虚的孩子静的能力就不足，容易急躁、发脾气、没耐心。这类孩子体内有虚火，总是要发泄出来，所以容易发脾气、哭闹不听话。如果家长整天因此而严厉呵斥，可能还会损伤孩子情志。

口燥咽干：大一点的孩子可以表述自己口燥咽干等感受，平时还喜欢喝大量冷饮，因为阴虚很容易引发虚火上炎、阴虚火旺。这类孩子普遍有喜冷饮、常口干的表现。

易积食：阴虚体质的孩子容易虚火上炎，口舌生疮，脾胃差，容易积食，这时，一味清热非但解决不了问题，还会使孩子脾胃进一步受损，吃一点进补的又会加重阴虚症状，调理起来是比较棘手的。

耐性差：这类孩子虽然不爱动，但是容易烦躁、发脾气。对环境、饮食的变化耐受度也不高。尤其对于燥热、湿浊的环境不耐受。

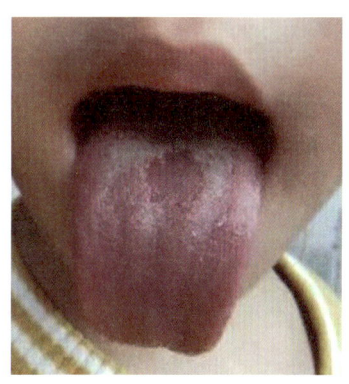

阴虚地图舌

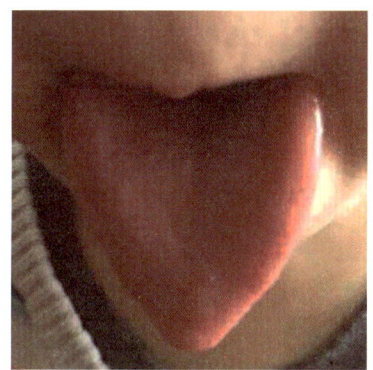

阴虚舌象

面色发黄：阴虚体质的孩子消谷善饥，很能吃，但是吃再多都瘦瘦黄黄的，面色也不好。

便秘：阴虚体质的孩子多大便干燥，颜色偏深。

其他表现：这类孩子舌质红，瘦瘦长长，少苔，少津。有一些严重的，还会出现地图舌，舌苔是一块一块的。指纹青紫，显于风关或者气关。

2. 你的孩子为什么一补就上火？

秋冬一到，很多孩子就开始感冒、发热、咳嗽、鼻炎发作、暴发湿疹等，这些说到底都是阳气不足的表现。冬天是提升孩子抵抗力，升提阳气的重要时期。很多家长知道要给孩子温补，但是往往一补就上火，补而不得，反而耗损了阳气。

孩子不积食，一补就上火，很多时候是因为"阴虚"。阴虚质是由气虚质演变而来的，孩子气虚久了，还会进一步导致气阴两虚。

中医说"秋冬养阴"，为什么要养阴？孩子阴气足了才能发挥其封藏阳气的功能。家长先要理解"秋冬养阴"的含义。

简单地说，阳就是能量消耗的形式，阴就是能量储藏的形式。比如生长、运动、流汗，这些都是消耗能量的形式，属阳；比如脂肪、肉、五脏的功能、睡眠，这些是储藏能量的形式，属阴。

阴阳互根，阳化气、阴成形，要阳气足，就要先呵护阴气。所以秋天要"贴秋膘"，冬天进补，都是为了把能量储备充足，等春天一到，就会有足够的能量来生发成为阳。所以要孩子阳气足，一定不能一味地温阳，滋阴是补阳的前提，使阳有所居。

夏天阳气发散，中焦是虚寒的，到了秋冬，阳气入里收藏，中焦脾胃烦热，反而易损阴液。夏天是阳虚于内，冬天是阴虚于内。所以，到了冬天，要养的不是阳，而是阴。通过对阴的滋养，达到阳的储存、收敛和封藏，来年才有生发健旺的基础。

那么，怎么养阴呢？

冬天脾胃烦热，反而损耗了阴液，很容易出现"阴虚"的表现。阴津不够，不能濡养五脏，五脏就不能很好地运转，储藏能量。反而是稍加一点能量进来，机体就会有过热的表现，这就是人们常说的阴虚火旺。阴虚的孩子不受补，容易上火，就是这个原因。

3. 孩子阴虚老盗汗，要多吃养阴生津的食物

很多家长带孩子看病时，总说自己的孩子出汗多到离谱，稍微动一下，就满身大汗，睡觉睡到半夜往往衣服都湿透了。

孩子是纯阳之体，生机勃勃，生性好动，阳气每天都在生发，基础代谢尤为旺盛，因此孩子出汗是身体从兴奋状态恢复到安静状态必需的过程，有时并非异常。家长要判断孩子出汗的原因，如果造成出汗的原因消除，汗也随之停止，那么孩子出汗就不是体质问题造成的，是正常的。

比如户外活动后，孩子满身大汗，休息一会儿，汗就停止了；睡觉流汗都在前半夜，尤其是入睡后 1~2 小时内，这都是正常的表现。家长只要注意及时给孩子擦汗，不让孩子受风受寒就可以了，不必过度紧张。

但是如果孩子出汗过多，而且不为上述原因所激发，孩子在舒适的室内、平静时也大量流汗，睡觉到后半夜大汗淋漓，家长就要特别留心了，这有可能是汗证。

中医认为，小儿汗证共分为四型：卫表不固、营卫不和、气阴两虚、湿滞内蕴。前三种为虚证，最后一种是实证。汗证在儿科特别多见，常常是不合理的饮食喂养导致小孩积滞而出现的湿滞内蕴。所以孩子睡觉汗多，不一定都是"虚"汗，可以先通过判断孩子的消化状况排查原因。

两种常见的不正常出汗：自汗和盗汗

自汗： 在清醒状态下，孩子不明原因的大汗即自汗。比如没有运动、没有穿得过多、环境温度也没有过高等，就是没有原因地，莫名其妙就流了很多汗。这种就是有病的自汗，自汗严重的孩子要就医治疗。

盗汗：孩子更为多见的是盗汗，也称为"寝汗"，指孩子睡觉的时候流了一身大汗，甚至把衣服、枕巾、被子都浸湿了。一般孩子盗汗多为阴虚热扰、心液不能敛藏所致。严重的孩子还伴有烦躁、哭闹、易醒等症状，家长要及时调整喂养方法，合理养护。提醒一下：孩子盗汗，可能不仅仅是简单的阴虚，往往是气阴两虚，是肺脾心气不足所致。

汗证的孩子要调理脾胃

引起自汗和盗汗的因素很多，但多由脾虚所致。《黄帝内经·素问》中指出，"人之所以汗出者，皆出于谷，谷生于精""汗者，精气也"。"精"是指津液，汗是津液代谢的产物。津液靠脾运化传输水谷精微而成，如果脾运化失常，津液排泄不正常，孩子就出现汗证。

发现孩子盗汗，首先要查明原因，再予以适当处理，刚入睡 1~2 小时出汗，是生理性的盗汗，一般不主张药物治疗，而是调整生活规律，消除生活中的致热诱因。

自汗、盗汗多为阴虚内热，需要滋阴降火

需要注意的是，临床上孩子自汗、盗汗多为积食所致，食物无法消化，积热化火，逼迫汗液排出体外。这种孩子有头额、心胸、四肢多汗，伴有口臭、便秘或腹泻，或大便夹有不消化的食物残渣等积食表现，调理要以消食化积为主。

自汗的孩子要忌口，不要吃生冷或不容易消化的食物，消化好时适量吃有健脾功效的食物，如粳米、山药、扁豆、莲子等。

盗汗的孩子要忌吃煎、炸、烤、熏、油腻不化的食物和辛辣食物等，宜多吃一些养阴生津的食物，如百合、乌梅、麦冬、蜂蜜、枇杷等，适量吃含维生素较多的平性蔬菜水果。

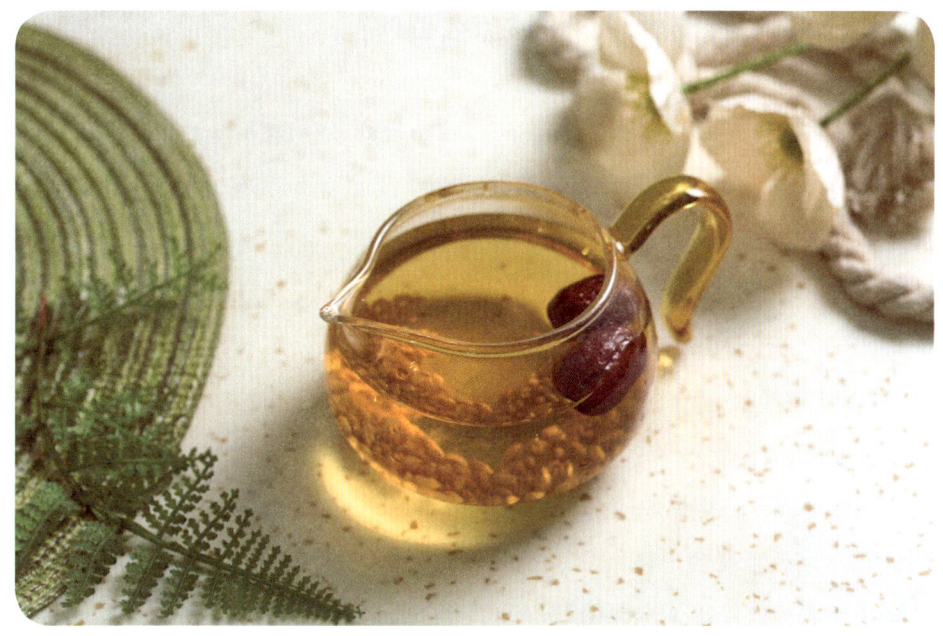

食疗方推荐·红枣浮小麦茶

材 料

去核红枣 3 枚，浮小麦 15 克。

做 法

① 将红枣、浮小麦分别洗净。
② 将红枣切片，与浮小麦一起煮水，去渣代茶饮，分次服用或反复开水泡饮。

功 效

补中益气，固表止汗。医治小儿夜间出汗，经常饮用很有效，3~5 日为 1 个疗程。

用 法

3 岁以上孩子对证服用。

4. 孩子病后一直出虚汗，应该怎么调理？

汗多可能是气虚或者阴虚造成的。孩子生病多伤脾，加上生病期间的用药、休息不好，都会造成脾胃的损伤，加重气虚。如果有连续几天的高热，就可能灼伤津液，出现阴虚的表现。

如何区分阴虚与气虚引起的出汗？

看汗出时间：阴虚的孩子多见入睡后夜间盗汗。气虚的孩子多见一整天汗多，动辄出汗。

阴虚是盗汗的常见原因。人体的阴液不足，入睡后无法好好地敛藏阳气，阳气在内熏蒸，就会迫使气血、津液外泄，造成夜间汗出。而醒来后，阳气从里出体表，就停止了熏蒸的过程。

看舌：阴虚的孩子多见舌瘦长、苔少；气虚的孩子多见舌淡、苔薄或厚浊。

阴是有形的，阴虚，舌头就会显得瘦长一些。其实，阴虚通俗地说就是身体水少了，在身体上的表现以干燥为主，舌面会干燥，或者是没有舌苔，因为津液都被烤灼了，无法上承到舌面形成舌苔。

调理阴虚与气虚的方法有所区别，不过阴虚与气虚都要积极地呵护脾胃，如果分不清楚孩子是否阴虚，就用气虚质的方法来指导日常饮食和生活习惯，孩子的体质也能有一定改善。

在孩子身体状况不错的时候，通过科学喂养、合理调补把脾胃调理好，气虚就不会发展成阴虚和阳虚。阴虚、阳虚是比较棘手的，甚至要请医生系统调理。

《幼科发挥》有言："小儿脾常不足，尤当调理，调理之法，不专在医，唯调乳母，节饮食，慎医药，使脾胃无伤，则根本固矣。"可见把脾胃调理好，孩子情况就改善得较快，甚至都不需要用药。

5. 孩子手足心热，要及时助消化，再健脾

很多家长一摸到孩子手心发烫，最先想到的就是孩子上火了，再一看，嘴唇又红红的，进一步"证实"了孩子上火，马上就给孩子喝凉茶，用各种清热下火的方法调理，没过几天，孩子就生病了。

手足心热的孩子是有火，但通常是脾虚引起的阴虚火旺。

所谓阴虚火旺，就是在阴虚的时候，因为主静主润的津液不足，滋润的力量不够，而显得阳气过盛。孩子是稚阴稚阳、虚寒之体，阴气不足，阳气更加不足，所以这不是真的阳气有多余的情况，此时的火不是真正的火，是虚火，实际上，孩子身体里的"真火"甚至是不足的。

所以，很多家长一摸到孩子手心热就开始给孩子清热、下火，孩子脾虚，还用清热的方法调理，就会"越下越火"，不但不能解决孩子手心热的问题，其大寒的偏性还会伤及正气，没过几天，孩子反而更易外感病邪、发热咳嗽。

发现孩子手足心发热，谨防积食是关键！

孩子手足心热，临床上多为疳积脾虚所致。手掌对应的是人的脾胃，脾胃中焦瘀堵不通的人，手心就容易发热。家长一旦发现孩子手心发烫，要马上检查孩子的消化情况，检查孩子的舌苔、睡眠、口气、大便，如果发现孩子有大便干结、舌苔白厚或黄厚、舌面有草莓点、口气异常、腹部发热、腹胀等症状，那么肯定是积食甚至化热了，这时的"火"，往往虚实夹杂。

可以用三星汤、保济口服液等给孩子消食解滞。三星汤很温和，小宝宝都可以服用。其他药物建议家长在医生指导下使用，尤其是对于婴幼儿更要慎重。此外，孩子脾虚、阴虚，要在消化好的时候，给孩子健脾、滋阴。

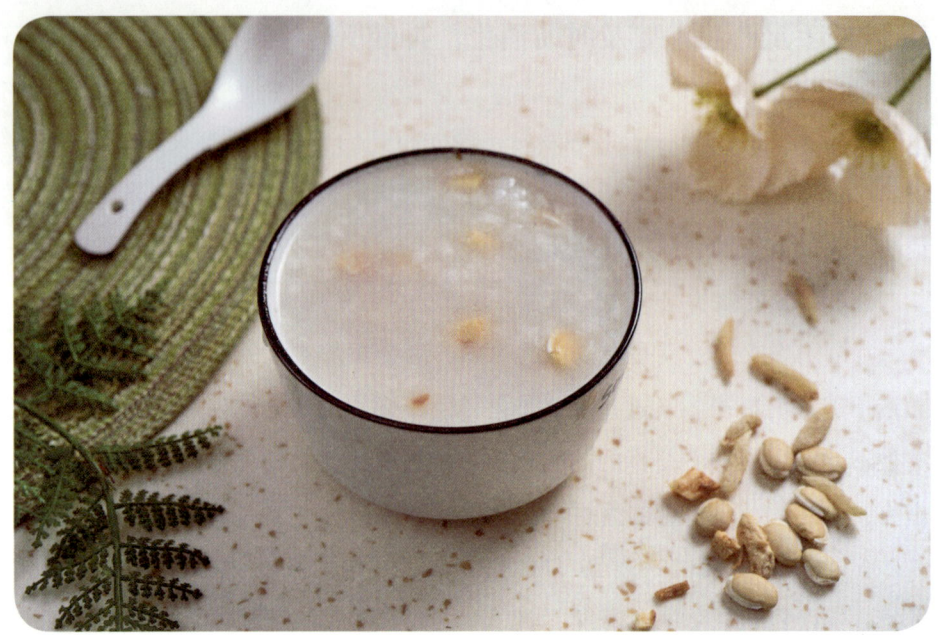

食疗方推荐·沙参麦冬扁豆山药粥

材料

沙参 10 克,麦冬 10 克,炒扁豆 15 克,干山药 10 克,粳米 50 克。

做法

① 先将沙参、麦冬加水煮 20 分钟取汁。

② 再向汁中加入粳米、炒扁豆、干山药煮成粥,分次服用。

功效

适用于手足心热、便干的脾阴虚小儿。

用法

3 岁以上的孩子在消化好的时候对证服用;3 岁以下 1 岁以上的孩子可服少量粥水,1 岁以内的孩子,须在医生指导下服用。

Tips 发热时手足心热是好事。

如果孩子在发热的时候手足心热，手脚发烫，反而是好事，会帮助散热，家长不用过度担心。相反，如果孩子发热的时候手脚发凉，特别是有惊厥史的孩子，要警惕高热。

6. 孩子阴虚、总流鼻血，怎么办?

孩子流鼻血的原因有很多。其中外伤是很容易判断的，比如孩子的鼻子受到猛烈撞击或者跌倒撞伤等等。比较难判断的是无外伤情况下突然流鼻血，这种情况通常是外邪或内邪的侵害所致。

中医把鼻出血称为鼻衄（nǜ），指鼻腔、鼻窦、鼻咽部的出血，严重时称为"鼻洪""脑衄"。《黄帝内经·灵枢》中说："卒然多食饮，则肠满。起居不节，用力过度，则络脉伤。阳络伤则血外溢，血外溢则衄血。"也就是说，饮食过度、休息不够，伤了阳络，就会导致流鼻血。

孩子突然流鼻血的原因

外邪所伤: 冷气、热气、干燥、风

孩子夏天容易流鼻血最主要的原因是外邪犯肺。最典型的就是空调的冷气和室外的热气，交替着裹挟风邪犯肺，此外空调房内又特别干燥。肺开窍于鼻，鼻子就是呼吸系统的大门，肺受损，肺气逆行，鼻子自然会流血。比如，秋天流鼻血主要是由于燥邪所伤。

如果有长期鼻炎或者挖鼻孔等坏习惯，孩子的鼻黏膜就更加敏感或者已经受损，夏季、秋季就更容易流鼻血。

内邪：积郁化热，"上火了"

孩子上火的原因和大人不同，绝大部分原因不是肝火，而是脾胃积热。孩子"脾常不足"，夏季脾胃能力弱，更容易积食，久积化热，是上火最主要的原因之一。这时候清热解毒不是最主要的，消食导滞才是关键。

孩子流鼻血，虽然表现出来的是肺系的问题，但是呵护的窍门却在脾。脾土生肺金，脾是后天之本，脾的能力制约和影响着肺。此外，脾统血，脾有统摄血液在经脉之中运行、防止逸出脉外的功能。一旦脾气虚，脾统摄血液的能力不足，就容易引起各种出血的疾病。

流鼻血有什么危害？

中医认为流鼻血不全是坏事，也是一种"透邪"的方式。前面讲到，孩子流鼻血的原因之一是体内郁热，邪气随血而出，将内热发泄出来，从而避免内邪积郁暴发更大的病证。

但是，这也说明另一个问题：只有邪无法从其他途径出来时，才会通过出血来透邪。这是家长平时对孩子呵护不到位，没有及时发现积热导致的。

Tips 孩子经常流鼻血要警惕。

如果孩子经常流鼻血，家长就要警惕！要考虑是不是其他疾病引起的流鼻血，比如血液病、营养缺乏、中毒等，这类情况引起的流鼻血通常伴有全身症状，如乏力、食欲不佳，甚至是发热不退等，须及时到医院就诊。

孩子流鼻血如何及时止血？

家长要掌握一些正确的止血方法。

√ 家长不要惊慌，保持镇静。最主要的是不要把紧张情绪传递给孩子，孩子紧张害怕，流血会更严重。

√ 让孩子身体微微前倾，手指掐紧鼻翼两侧。90%的孩子出血区在鼻中隔前下方，掐紧鼻翼后，鼻中隔容易出血的位置就会刚好被压住，10～15分钟即可缓解出血。如果出血量太大，应及时到医院诊治。

√ 冰敷鼻部及前额。可以使用冰袋或凉毛巾敷于孩子鼻梁、鼻根部，促进血管收缩，缓解出血。

孩子流鼻血时，家长容易手忙脚乱，以下这2个常见的止血方法是错误的，一定不要做：

× 仰头止血。流鼻血时，抬头后仰止血，鼻血多向后倒流，不仅没法正确判断出血量，还容易使血进入胃里，导致胃部不适；甚至可能误入气管，引起窒息危及生命。

× 塞卫生纸或棉球止血。卫生纸并不卫生，纸巾或棉球没有经过消毒，容易造成感染，而且，将其塞进鼻孔并没有止血作用，反而会再次损伤较薄弱的鼻黏膜血管，加重流鼻血。

从日常生活中预防孩子流鼻血

纠正孩子的不良习惯
家长要帮助孩子纠正挖鼻孔等不良习惯，防止损伤鼻腔黏膜。

注意饮食，避免积滞郁热
大多数孩子上火流鼻血是因为积食。日常生活中，一定要注意孩子饮食，吃少、吃清淡、吃软、吃暖为佳。用"许氏10秒消化判断法"和各种消食导滞法判断消化情况、顾护孩子脾胃。

找准病因，特别呵护有鼻炎的孩子
孩子流鼻血可能是其他病因引起的，认清病因才能更好地预防。比如孩子有过敏性鼻炎，总是忍不住抠鼻子和揉鼻子，鼻黏膜又比较脆弱，很容易导致流鼻血，这种情况下，治疗过敏性鼻炎才是避免孩子流鼻血的根本。

避免冷热风，空调房内注意加湿

鼻炎很严重的孩子，到空调冷气特别大的地方时，建议戴上口罩。夏天开空调或者秋天干燥时，可在室内放一盆水或者使用加湿器，使空气湿润。这些都可以预防孩子流鼻血。

7.孩子阴虚、老磨牙，怎么办？

《黄帝内经·灵枢》载："血气已知，荣卫已通，五藏已成，神气舍心，魂魄毕具，乃成为人。""魂"和"魄"是两个相分离的概念。"魂"指控制无形的能量、信息、思想、意识、情绪、情感、智慧的神，主要指脑和心。"魄"指控制有形的身体，影响人的知觉、饥渴、需要、冷暖、排泄等诸多本能的神，如脊髓功能，就与肾相关。

睡觉最能体现"魂""魄"的工作状态。晚上睡觉多梦，是因为"魂"不好好休息，特别活跃，早上起来人会觉得很累。我们前一天晚上吃饱，第二天起来会饿，抑或沉睡中知冷暖，蹬掉被子，加盖被子，是因为"魄"在工作。晚上尿床、早上起来口臭，是因为"魄"的工作没有做到位。

孩子晚上睡觉磨牙、说梦话、半夜哭，就是"魂""魄"在执行工作时出现偏差的结果，常见心、肾合作不协调了。"心者，火也，开窍于舌；牙者，肾之所属，水也。"水火不相济，"魂""魄"不相交，孩子睡觉时口、舌、牙齿就会乱动，磨牙是心肾不交轻微的状况，再严重一点的还会说梦话。

孩子睡觉磨牙有什么危害？

汪蕴谷在《杂症会心录》中指出："精气交，魂魄聚。其中藏有真神焉，主于心，聪明知觉者也。若精神衰，'魂''魄'弱，真神渐昏。"也就是说，"魂""魄"相交，精气神才能充足，孩子才会聪明。

肾生髓，脑为髓海。大脑的发育与肾相关性强。

心主神明。神志、情志由心统管，而这些又与效率相关。心养好了，工作效率、学习效率都会更高。

孩子常磨牙可不是什么好事，长期下去，孩子的学习能力、学习效率都会变差。长期磨牙是在告诉你，孩子五脏的合作不是很协调了，要及时调理。

发现孩子磨牙，应该怎么处理？

孩子偶尔磨一下牙，说一说梦话，不用过于紧张，很可能是白天、入睡前特别兴奋造成的。但是如果孩子长期磨牙，且磨得特别厉害，就要重视起来。孩子磨牙，家长可以这样做。

首先，排除有虫

如果发现孩子除了有磨牙的情况，还有以下这些表现，就有可能是肠道有寄生虫：孩子比较瘦，脸色比较黄，偶尔会肚子痛；眼白有青黑色的虫斑，或者脸上有代表营养不良的白斑。尤其是 1~4 岁的孩子，他们充满好奇心，喜欢到处摸、到处爬，有时把手塞进嘴里，就可能会把蛔虫卵吃进肚子里。虽然现在长虫的孩子没有以前多，但是发现这些情况也要警惕。

其次，解决心胃火热

孩子磨牙，加上胃口差，或者吃得多但饿得快，白天脾气有些大，那就是心火牵动胃火。此时要防止孩子积滞，积滞化热，心火更旺。可以先调整孩子饮食，少给孩子吃难消化的食物。严格控制孩子的日常喂养，调理脾胃的关键，就是要让孩子消化好，不积食。

发现孩子有明显吃很多、容易饿、生长发育多少有些落后的情况，那就可能是胃强脾弱，除了合理顾护消化，还可以做小儿推拿，心胃同清。

心胃同清手法：用清心经、清脾经、清胃经、揉板门穴各 100~300 次，加上顺时针方向摩腹 3~5 分钟。摩腹不仅有助消化的功能，还可以调和阴阳，助睡眠。

如果孩子没有明显吃得多、容易饿的情况，就配合素食给孩子喝 2~3 天的三星汤，解决积滞的问题，磨牙的情况往往能缓解。

最后，调理气血虚

如果孩子不是生虫，控制了饮食还是继续磨牙，再加上脸色比较白，除了磨牙、说梦话还容易盗汗，就要补虚、补肾。

孩子的体质特点是"心常有余，肾常不足"，肾的任务相对更重一些，心肾不交，我们通常从肾入手，肾水充足，心火就不会亢盛。肾主水，水湿要靠脾来运化，没有脾的运化，水湿代谢就无法进行，就会累及肾的功能。脾气弱的孩子，时间久了肾气也会弱。因此，调理孩子肾气，从脾入手会事半功倍。

对孩子来说，补脾气、肾气最好的方法还是食补，食补就要呵护消化系统，所以要特别兼顾脾肾，控制好孩子日常的消化情况，消化好的时候添加一些健脾益肾的食补。

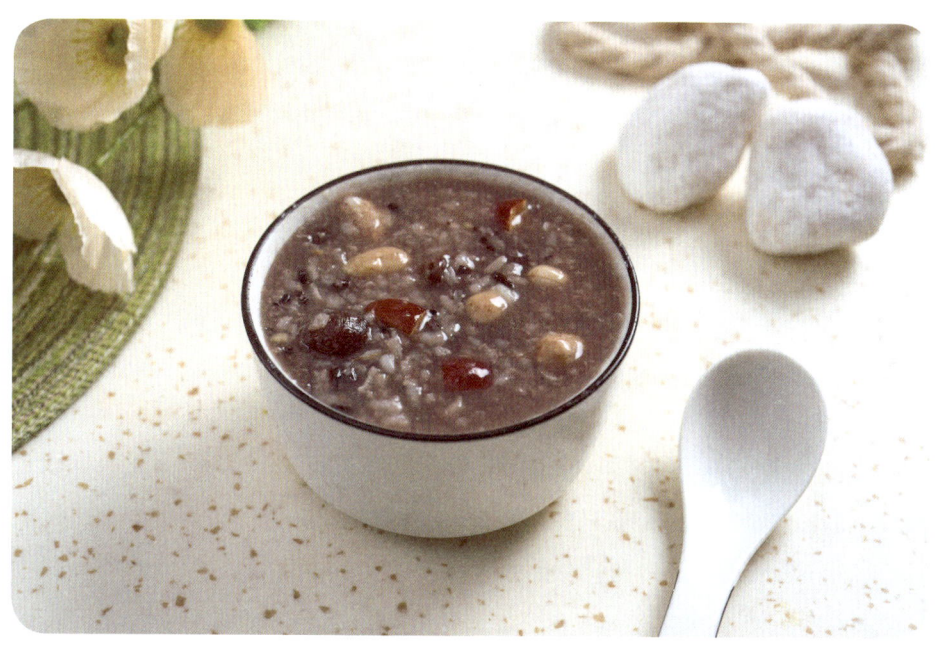

食疗方推荐 · 三元粥

材料

黑米 30 克，花生 10 粒，桂圆 5
克，去核红枣 3 枚，大米 50 克，
红糖适量。

做法

① 将红糖以外的材料加水煮粥，
煮好后加糖即可。

② 小火慢熬，分次服用。

功效

滋阴润燥，健脾益肾。

用法

3 岁以上孩子对证服用。

Tips 长期磨牙要重视。

长期磨牙会造成牙齿严重磨损、牙本质过敏或牙髓损伤，如果孩子牙齿表面已经有明显磨损，就要去医院看口腔科。

8. 秋季干燥，阴虚体质的孩子如何调理?

秋季主收，但秋季由于气候干燥，孩子容易出现皮肤干燥和体液损耗等证候。孩子正处于生长发育阶段，皮肤一般都很娇嫩，而且肾脏对尿液的浓缩功能差，通过皮肤、肺和肾脏丢失的水分会更多，如果再加上饮水和饮食调理不当，孩子在秋季出现秋燥的情况会很常见。

空气干燥，对孩子呼吸道的影响是最为明显的，常见以下表现：

流鼻血、鼻子塞：有的孩子会莫名其妙地流鼻血，或者早上起来有点鼻子塞，但是过一会儿就好了，这就是很典型的秋燥表现。

口干、嘴唇干裂：有的孩子会经常舔嘴唇，或者经常要水喝，此时家长就要开始注意润燥了。

清嗓子，阵发性咳嗽：一些比较敏感的孩子，尤其是过敏体质的孩子，在秋天会不时听到孩子清嗓子或者阵发性咳嗽，很有可能是空气干燥，损耗津液导致的。

大便干燥，拉羊咩屎：大便硬结很大的原因就是水分被肠道吸收，明显的津液不足，这种情况下，原本就脾虚的孩子，在秋季就更容易秋燥。

阴虚体质的孩子在秋季更要注意滋阴润燥，可以从以下 4 个方面改善生活饮食习惯：

喝水别等渴：补充津液，最简单的方法就是喝水。不要等孩子喊渴了再给水喝。秋冬流汗少，孩子相对少有渴的感觉，所以家长不要等孩子主动要水喝。阴虚的孩子可以对证喝冬斛饮，吃一些富含水分的平性、平性微凉的水果，或者少量多次饮温开水、淡茶、豆浆、牛奶等。避免过咸、过甜或者烧烤类食物，以免引起津液进一步消耗，徒生内热、内燥。

食补不如睡补：阴虚的孩子更要培养晚上9点入睡的习惯，夜晚主阴，睡觉是阳入阴的过程，孩子晚上睡觉会让阴液得到滋生。居住环境要保持适当的湿度，气候干燥或开空调时，可以在卧室内放一盆清水。

食用性味平和、甘凉的肉类：如鸭肉、田鸡、猪肉等，在补益气血的同时，起到滋阴润燥、清内热、预防秋季呼吸道疾病的作用。秋季是鸭子肥美的季节，想要给孩子滋阴润燥，选用老鸭煲汤效果会更好。但注意，鸭肉性凉，阳虚、外感风寒的孩子不适合吃。

常常熬米粥：粥是特别适合孩子的食物。孩子肠胃功能弱，食物熬煮的时间长，营养成分析出相对充分，同时也符合孩子需要吃温、吃软的饮食特点。每天早餐尽量让孩子喝粥，滋补津液，而且以粥的形式进行食疗，也是比较容易见效的。选用滋阴养肾的食材，每天一碗粥，孩子的体质就会慢慢改善。

小宝宝吃粥基本就能饱、不易饿，大一些的孩子，可以搭配鸡蛋、番薯等蛋白质、纤维含量高的食物，以免早上容易饿。

粥熬好后，上面浮着的一层细腻、黏稠、形如膏油的物质，中医里叫作"米油"。米油具有很强的滋补作用，可以和参汤媲美，有很好的补中益气、健脾和胃、补益肾精的功效。

> **Tips** 关于喝粥的小常识。

中医提倡早晨喝粥，早上空腹喝粥极易被吸收，对休息了一夜的脾胃也有启动作用。而中午或晚上，大一些的宝宝，光喝粥不一定能够满足活动的能量需求，所以也要考虑营养搭配的问题。

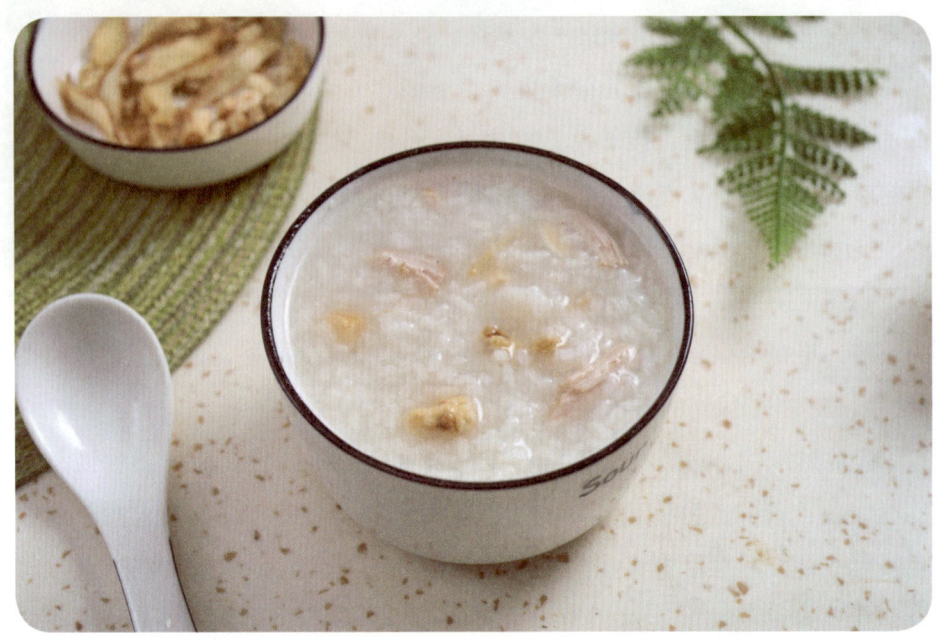

食疗方推荐·沙参玉竹瘦肉粥

材 料

粳米 50 克，猪瘦肉 100 克，沙参 15 克，玉竹 10 克，去核红枣 3 枚，蜜枣 1 枚，姜 2 片。

做 法

① 将所有材料分别洗净备用。

② 将猪瘦肉切块焯水。

③ 将所有材料同煲 1 小时，加少许盐调味后即可服用。

功 效

养阴清热，益胃生津。

用 法

3 岁以上孩子对证服用。

9. 阴虚体质的孩子，要滋阴、补脾

秋天孩子上火，通常是虚火，而不是真正的郁热上火。家长会发现，给孩子吃清热一些的食物清热降火，却越清热越上火；吃温补一些的食物更不行，不知道怎么办。这个时候，正确的调理养护方法应该是，帮孩子滋阴、补脾去虚火，补气益中。

饮食上要选择滋阴益肾的食材，如黑木耳、黑枣、鸭肉、莲藕、核桃、芝麻等。日常除了不要让孩子吃太多油炸辛辣食物，还要避免吃太多温燥的食物，如羊肉、辣椒、花椒等，这些会加重阴液不足、虚火的症状。

阴虚的孩子虽要以滋阴为主，但不能太滋腻，否则脾胃承受不了。清补凉、石斛、沙参、玉竹、莲藕、枸杞子、麦冬、百合等都可以作为调理虚火的食材，比如，日常煮粥就可以放点百合，达到平补、阴津、宁心安神的功效。但是滋阴的东西通常偏凉，把握好量很关键。

推荐调补药材：太子参、石斛、沙参、玉竹、百合等。

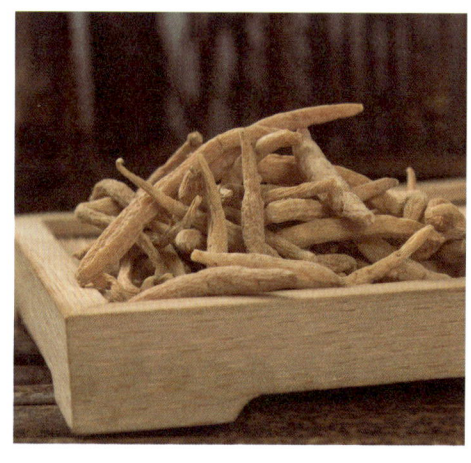
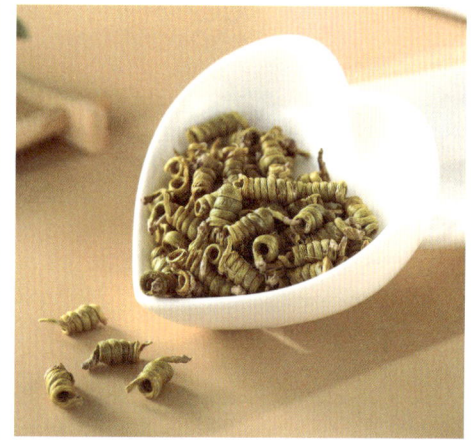

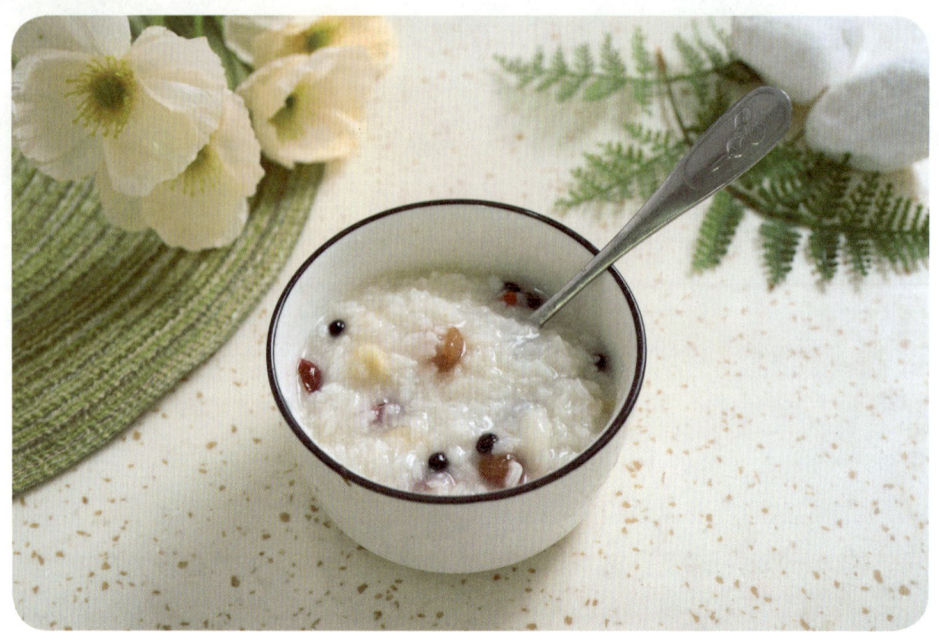

食疗方推荐·黑豆枸杞粥

材 料

小米或大米 50 克，黑豆 10 克，桂圆肉 10 克，枸杞子 5 克，去核红枣 2 枚。

做 法

① 将材料用清水浸泡 2~3 小时。

② 加入小米或大米 50 克，加入适量清水（粥料与水的比例建议为 1：10)。

③ 大火煮沸后，转小火继续熬成粥，每周服用 1~2 次。

功 效

益气滋阴，养肾补血。

用 法

3 岁以上孩子对证服用。

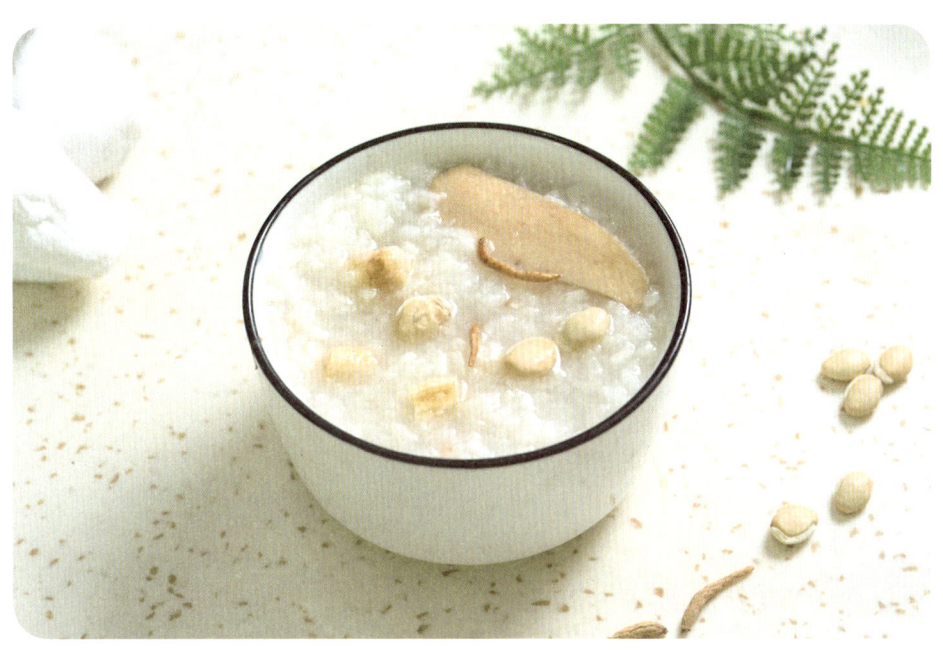

食疗方推荐·二参扁豆山药粥

材料

沙参 10 克，太子参 8 克，炒扁豆 15 克，干山药 10 克，粳米 50 克。

做法

① 将沙参、太子参洗净后加水煮 20 分钟取汁。

② 向汁中加入粳米、炒扁豆、干山药煮成粥，每周服用 1~2 次。

功效

健脾益气。

用法

3 岁以上孩子对证服用。

10. 捏脊、补脾经可以有效改善孩子阴虚体质

阴虚体质的孩子通过捏脊、补脾经能有效改善体质。1 岁以内的宝宝，用小儿推拿比食疗更为安全有效。给孩子按摩时力度要适中，不要忽快忽慢，饭后半小时内不能进行推拿按摩。孩子日常保健的小儿推拿手法，可以：补脾经 300 次、补肾经 200 次、揉二马穴 100 次、推上三关穴 50 次、逆时针方向摩腹 300 次、揉三阴交穴 1 分钟、上捏脊 5 遍。

补脾经

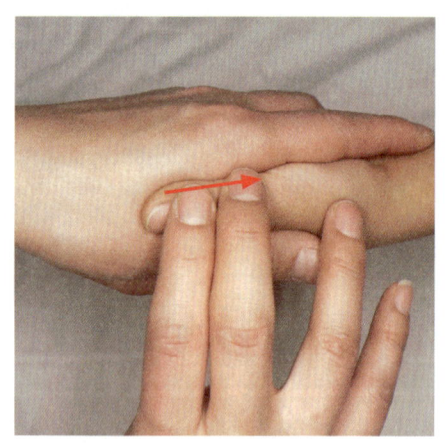

调和脾胃，补气血

脾经在拇指桡侧缘，循拇指桡侧缘由指尖向指根方向直推。

补肾经

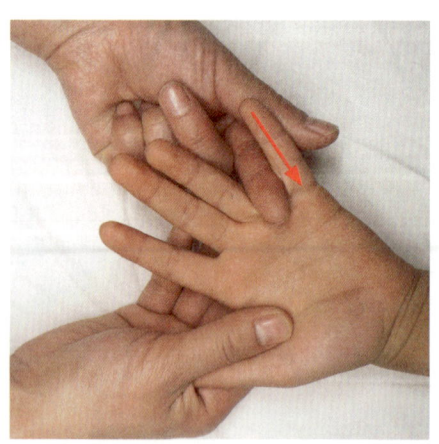

滋肾补阳

肾经在小指末节螺纹面，小儿推拿保健时，从小指掌面指尖推向指根。

揉二马穴

补肾滋阴

二马穴位于手背无名指与小指掌指关节后陷中，通俗一点讲就是无名指和小指后的掌骨之间的凹陷处。用拇指端揉。

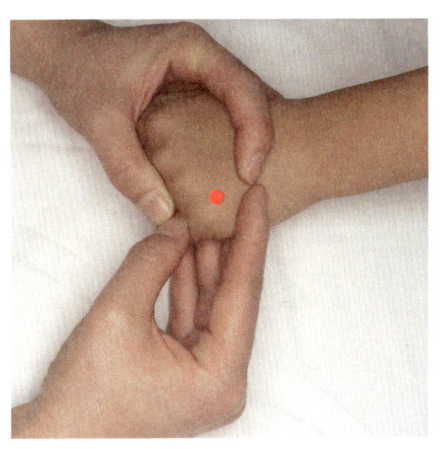

揉三阴交穴

调肝脾肾，滋阴

三阴交穴位于肝经、脾经、肾经三条阴经的交会处，小儿脚内踝尖上3寸，胫骨后缘稍后处。可用拇指或食指、中指揉按。

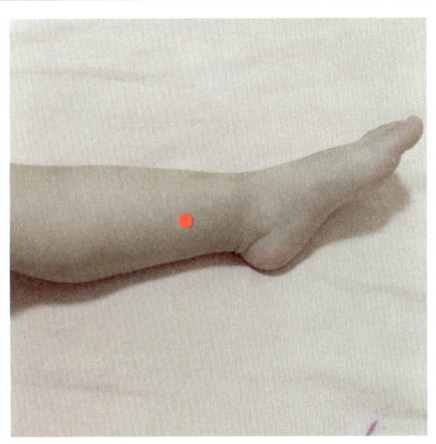

捏脊

升提阳气、温肾健脾、滋阴补气

上捏脊（从下往上捏）是补阳法，升提阳气、温肾健脾；下捏脊（从上往下捏）属于滋阴法，滋阴补气。

脊柱位于腰背部正中间，从颈部的大椎穴到下腰骶部的长强穴，两个穴位的连线呈一条直线，就是脊柱。小儿推拿保健时，用食指的指面，自下而上（从长强穴到大椎穴）做"捏三提一"。

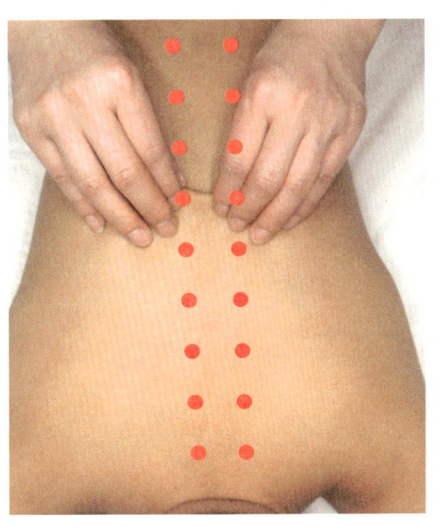

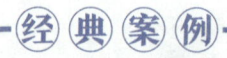

1. 孩子一补就上火，经常积食，是阴虚还是气虚？

问：我家孩子5岁10个月了，体重15.5千克，身高107厘米；经常积食，舌苔白厚，舌质淡，爱出汗；感觉孩子是阴虚，我试着给孩子用太子参、麦芽调补，居然也会上火。给孩子滋阴，脾胃没办法运化；补阳，又上火，调理起来左右为难，我该怎么办？

答：这个孩子明显瘦小、体重不达标。检查孩子的状况：舌苔很厚，脸色黄，明显看出孩子脾胃长期消化吸收不好。

家长认为孩子有阴虚，具体有哪些表现呢？舌瘦长，而且颜色偏红，舌苔少苔，或者地图舌，而且，判断孩子阴虚体质的重要前提是舌要偏红。这个孩子的舌偏淡，是气虚体质，并不是阴虚。

没有阴虚就不能随便滋阴。这里特别要提醒大家小儿复元方的用法。小儿复元方也叫高热复元方，是治疗阴虚的，孩子患流感、肺炎、喉咙发炎等疾病，高热好几天，热退疾病彻底痊愈以后，出现阴津受损，舌质红、舌苔少或者地图舌等阴虚表现，才能吃小儿复元方。如果孩子病愈后没有阴虚的表现，是不适合用小儿复元方的。

孩子气虚比较严重，吃一点太子参都上火，健脾祛湿的同时，要再加一些消食导滞的药物，三星汤可能药力不够，可以用布渣叶、莱菔子等消食导滞、助消化。

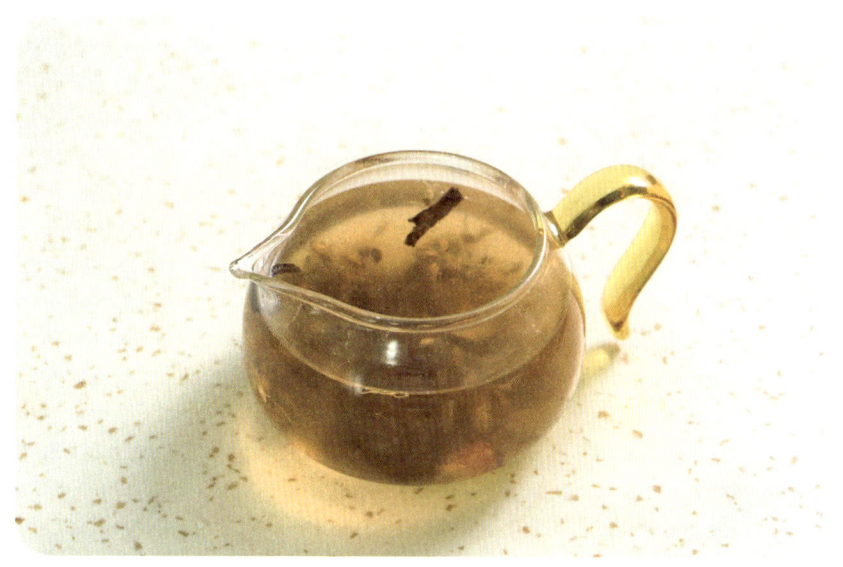

食疗方推荐·小儿复元方

材料

炒谷芽 10 克，炒麦芽 8 克，陈皮 2 克，乌梅 5 克，莲子 5 克，百合 8 克，麦冬 10 克。

做法

材料下锅，加约 5 碗水，大火烧开后转小火煮 30 分钟。连服 3 天。

功效

生津滋阴，消积健脾。孩子高热、久病后出现阴虚表现才能用。

用法

3 岁以上孩子对证服用。

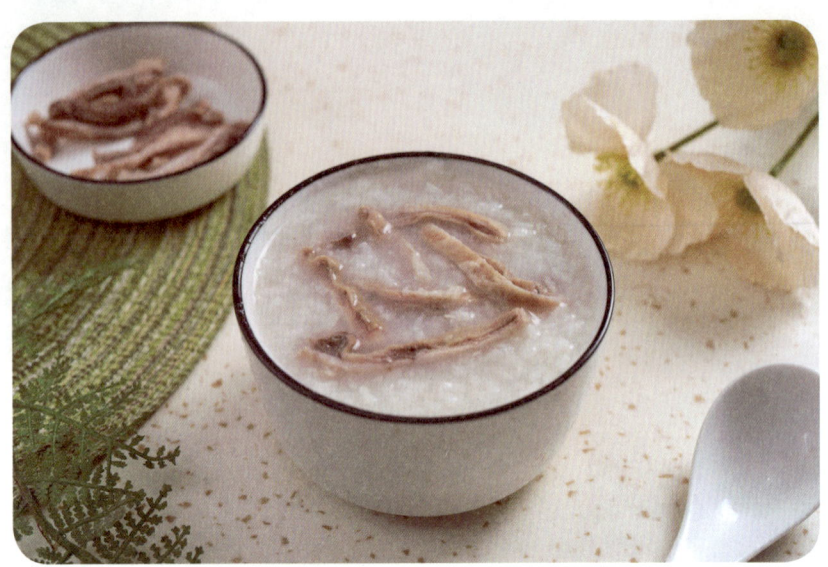

食疗方推荐：羊肚粥

材 料

羊肚半只，大米 100 克。

做 法

羊肚洗净，切条。锅内加水，放入羊肚和米煮粥，煮好后加入盐调味，分数次食用，连用 3 日。

功 效

治疗小儿脾虚自汗、阴虚盗汗。

用 法

3 岁以上孩子对证服用。

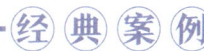

2. 病后调护，是补气还是养阴？

问：东北宝宝支气管炎后一直出虚汗多，嗓子有点红、会喝很多水，每天下午起床后或者晚上嗓子不舒服，每天干咳几声，会清嗓子，舌苔上有红点，最近总揉眼睛、挖鼻孔，应该是过敏性咳嗽，刚吃了3天酮替芬和消积食的药。我试着观察孩子舌象，舌淡、无苔，请问这种情况是阴虚导致的吗？能用小儿复元方、白术、浮小麦、虚汗停颗粒等食疗方、食药材、中成药调理吗？

答：我们先归纳一下这个孩子的问题。

① 干咳，嗓子红，口渴，经常清嗓子。

② 总揉眼睛、挖鼻孔。

③ 支气管炎后一直出虚汗。

④ 舌淡，无苔。

干咳、嗓子红、口渴、清嗓子，孩子这些问题在秋冬季节很常见，主要是因为天气干燥。孩子体质弱的话，对外邪会更敏感，天气稍微变化就会有各种反应。天气逐渐变冷，风大，如果在北方，室内有暖气的情况下会更干燥。家长可以先做到以下2点：

① 在室内使用加湿器，或多放一盆水，增加室内空气的湿度。

② 让孩子少量多次地喝温水，日常也可以多喝粥、汤水，防内燥。

孩子经常揉眼睛，这一点家长要重视，警惕孩子是不是过敏性结膜炎，谨防形成过敏体质。有过敏性疾病的孩子一般都为虚寒体质，多气虚，在秋冬季节或者换季时特别容易发病，要注意调理过敏体质。那么，针对这个孩子的病后调护，是补气还是养阴？

支气管炎，一般是以咳嗽咳痰的症状为主，伤的是肺气、脾气；加上生病期间用药、休息不好，都会进一步损伤脾胃，造成气虚。连续几天的高热，就可能灼伤津液，造成阴虚，但是这个孩子阴虚表现并不明显。

案例中的妈妈问孩子是不是阴虚。从舌头上看，更偏向气虚。阴是有形的，阴虚，舌头就会显得瘦长一些。另外，阴虚通俗地说就是身体水少了，表现出来就是以干燥为主，舌面会干燥，或者是没有舌苔，因为津液都被烤灼干了，无法上承到舌面形成舌苔，所以这个孩子更偏于气虚。

改善气虚，需健脾养胃，白术是良药。病后孩子脾胃的功能差，这个时候的孩子是很容易积食的，一积食，就容易反复生病。气虚的孩子体表防御功能减弱，虚汗多，很容易受风寒，反复生病。

案例中妈妈提到了小儿复元方与虚汗停颗粒。小儿复元方主要用于孩子持续高热伤阴恢复正常后滋阴生津，健脾补气。虚汗停颗粒主要用于益气养阴，固表敛汗。案例中的孩子用虚汗停颗粒更合适，以益气敛汗为主，日常还可以多用白术煮水、煮汤，白术性温，可以健脾益气、燥湿止汗。

总的来说，孩子生病之后，首先要判断其消化情况，根据孩子的消化来决定病后1~2周内每天的饮食变化，从少到多试探着恢复正常饮食；其次，控制好孩子不积食。做到这两点，孩子病愈2周后，家长再考虑如何对证调补孩子。千万不要只关注给孩子喝什么汤水补益，学会判断孩子的消化状况、按需喂养才是最重要的。

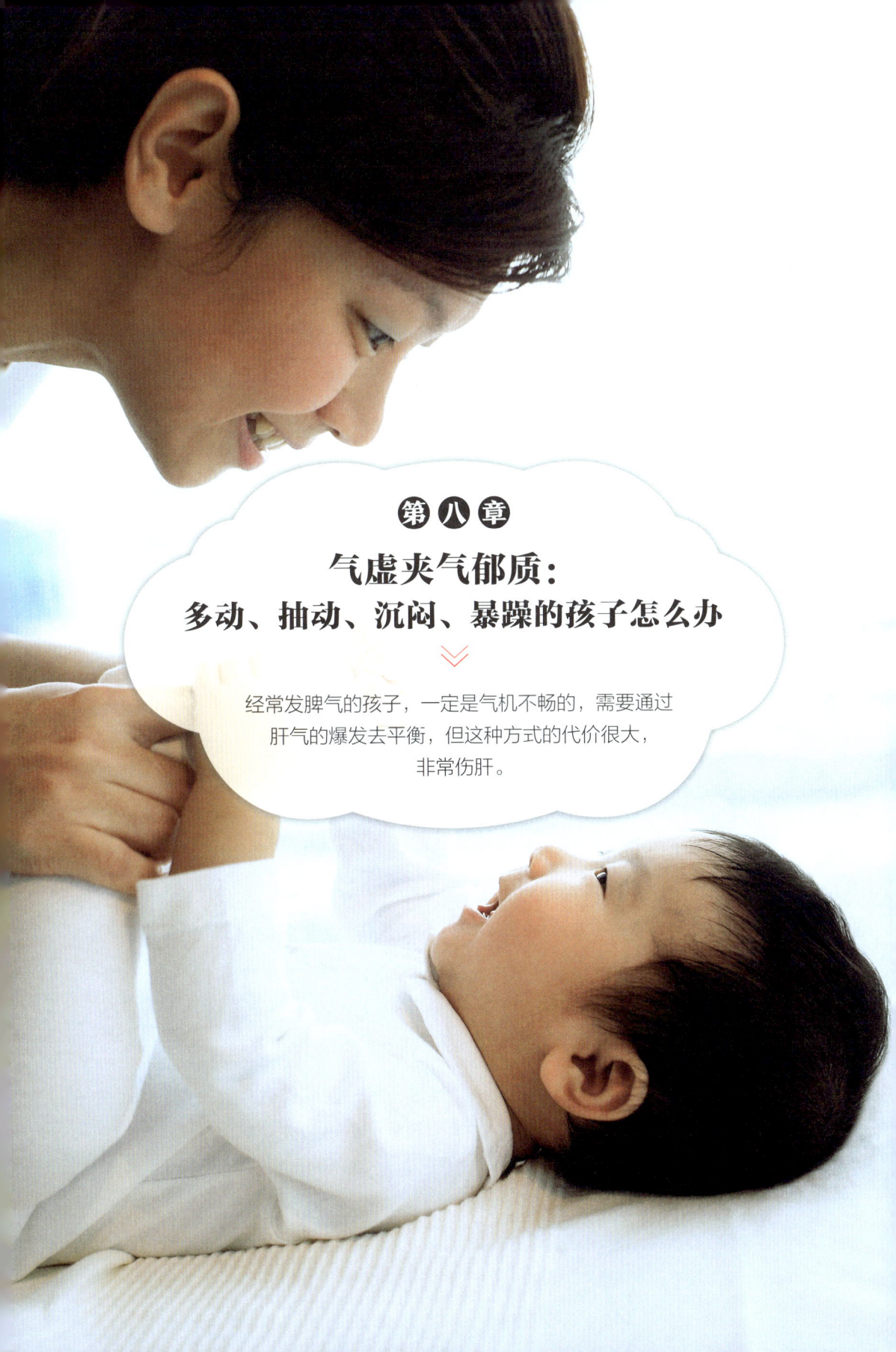

第八章

气虚夹气郁质：
多动、抽动、沉闷、暴躁的孩子怎么办

经常发脾气的孩子，一定是气机不畅的，需要通过
肝气的爆发去平衡，但这种方式的代价很大，
非常伤肝。

1. 孩子为什么肝气不舒?

在中医里，肝属木，像树一样生长，如果一个人总是情绪不佳，无处生发的话，就会肝气不舒、郁结，所以，导致孩子肝气不舒的一个很重要的原因是情志受损。

经常闷闷不乐、生闷气对孩子的健康影响是很大的。孩子的想法被压制，求而不得，或感到委屈压抑，一口气堵在胸口出不来，五脏的运转就容易失去平衡。而我们的身体为了让五脏恢复到正常状态，就会努力呼这口气，也就是发脾气。

《太平御览》中有这样的记载："赵简子病，扁鹊治，亦怒之。物理论曰：大怒则气通血脉畅达也。"人一发怒，全身的气机就会被调动起来。这股气甚至可以冲破一些沉疴郁结。孩子生气的时候血液循环加快，郁结在胸口的这口气会随着发怒而得到疏泄，身体气机就可以调达通畅。

所以，经常生闷气的孩子，气机往往是不畅的，需要通过肝气的爆发来平衡，也就是突然大哭大闹、发脾气。但这种方式的代价很大，非常伤肝，俗语称"气得肝疼"，其实不无道理。

肝木克脾土，肝的功能太强，就会压制脾的能力

我们知道孩子的体质好坏，关键就在脾的能力是否健旺。肝气过于亢盛就会影响脾，所以本来就脾常不足的孩子，更容易出现脾胃虚弱的情况，更容易抵抗力下降，更容易生病。

肝木克脾土，脾虚更甚，体质越调越差，如果不疏理肝木，而给孩子健脾，调理体质，也不会有很好的效果。

2. 气郁体质的孩子，有哪些表现？

气郁质由气虚质演变而来，先天肾气不足与后天脾胃运化失常，因水不涵木或土虚木亢而致肝木亢盛、肝气郁滞。气郁体质的孩子对精神刺激的适应能力差，对声音嘈杂与空气不流通等情况较为敏感，如果不及时调理，长大后容易受抑郁症的困扰。气郁质不少见而且难以调治，家长须高度重视。

容易上火：孩子很容易积食，不及时处理就容易化热上火，引发喉咙发炎、口疮、发热等。春主肝，春季很容易暴发手足口病、疱疹性咽峡炎，往往和这个情况有很大关系。

多动，注意力不集中：土虚木亢的一个典型表现就是注意力不集中。总感觉孩子坐不住，一会儿玩这个一会儿玩那个，越是脾虚的孩子越明显。家长要注意不要责骂孩子，避免影响孩子情志，导致肝郁脾虚更严重，孩子的情况更糟糕。

暴躁：气郁体质的孩子还会表现为脾气暴躁、睡眠不安稳。常常尖叫、脾气不好、易怒，这往往代表孩子体内肝火太盛，究其根本，一方面是家长可能忽略了对孩子情绪的耐心安抚，另一方面则是喂养不当导致脾胃失调。

沉闷：孩子不仅仅脾气大，一点小事就哭闹，有的还会出现"没什么情绪"的反常表现，孩子本来很爱闹，突然安静不少，这时候都要注意肝气的疏泄。要想孩子脾气好，春天就要帮他疏泄肝气。

口气重、手心红、胃口差：有的孩子舌苔上会有小红点，舌尖、嘴唇偏红，呼出的口气较热，甚至连手掌心都偏红，有口臭，这个时候除了要密切关注有没有积食，也要兼顾肝的疏泄。

> **Tips** 春季主肝，尤其要注意做好孩子肝脾的保健。

春主肝，秋抑肝，在这两个季节更容易出现脾胃虚弱、气郁的情况，可能诱发儿童抽动症和多动症，还要特别警惕热性惊厥。这些都是春秋季比较突出的儿童问题，但是做好肝脾的保健，这些问题都可以很好地缓解和预防。

3. 孩子为什么脾气暴躁、爱哭？

先天性格

有的孩子先天性格暴躁或爱哭，但这种情况比较少，绝大多数孩子的性格是比较平和的。

肝火旺盛，春季加重

中医认为，肝主疏泄，肝火过旺，肝需要疏泄出来的更多，而疏泄很多时候就是通过发脾气、哭闹来完成的。造成肝火旺的原因有很多，比如消化不好、白天好动不安、熬夜晚睡、本身性格暴躁常发脾气，这些都易导致感受外邪、最后化火化热。

脾气暴躁的孩子，在春天会更加严重，因为春主肝，春季是肝气升发的季节，家长要尤其注意养护。秋天容易金克木，呈现悲秋气郁现象，也当注意养肝。

消化不好

孩子脾气不好，与消化有密切的关系。肝木克脾土，情绪会影响消化，导致脾胃郁滞；但是反过来，消化不好也会影响情绪。当孩子脾胃虚弱，气血生化无源，无法滋养肝血时，肝木就容易亢盛，孩子就会土虚木亢、土不伏火，出现脾胃虚弱兼肝火旺盛的表现。想来家长也有体会，孩子一积食，消化不好，就开始脾气大，消积食后，往往比积食时更好带。

缺铁性贫血

这是很容易被忽略的一个因素，孩子缺铁性贫血，容易出现常哭闹、脾气大、容易被激怒等症状。这类孩子往往还会表现为脸色苍白、头发枯黄、注意力不集中、记忆力较差、精神不太好等，必要时需带孩子就医诊查，确定调治方案。

家长与孩子的相处模式出现问题

呵护孩子的情志是非常重要的，孩子的情志受损会带来心理问题。有的孩子发脾气、哭闹是为了引起父母的注意，因为很多父母忽略了与孩子的互动、交流。当孩子感觉缺爱又得不到关注时，就会通过这种方式引起父母的关注，二胎后父母最容易犯这个错误。父母不会管理自己的情绪，总是碎碎念、批评孩子，也会导致孩子脾气的失控。

Tips 情志不好也会影响孩子健康！

情志不好，孩子总是暴躁、哭闹，肯定会影响睡眠，孩子的睡眠对长身体特别重要，睡眠不好，会影响神经系统、内分泌系统的正常运行，更影响孩子的生长发育。

此外，过激的情绪会引起肝火旺，中医说"肝木克脾土"，情绪不好会影响脾胃的功能，影响消化。如果脾胃消化受影响，那么孩子的营养、生长发育也会受影响。

孩子脾气不好，家长应该怎么做？

思考是不是家庭相处模式的问题

无论是成年人，还是小孩，情绪控制都非常重要。情绪，往往是人与人之间的相处摩擦、碰撞出来的。小孩也会出现情绪问题，发脾气，哭闹，严重的可能会产生焦虑、抑郁等。因此，家长需要从孩子小时候就关注其心理健康。尤其是有多个孩子的家庭，更应该注意家庭中每个孩子的情志呵护。

保证消化好是前提

孩子的大多数疾病，都是脾胃不和、消化不好、积食引发的。家长要学会每天观察孩子的消化状况，判断是需要助消化，还是健脾胃。

孩子本身脾虚，又兼有积食的表现，应该先消积食、助消化，可以选用三星汤配合素食，或者保济口服液。当孩子舌苔干净了、口气没了、大便正常了、睡眠也好转的时候，可以开始服用健脾养胃的药材和汤水，比如小儿健脾方、白术佛手汤等。

缓和去肝火，兼养阴柔肝

家长不能一看到孩子肝火旺盛，就给孩子喝凉茶清热去火，喝太多凉茶只会更伤脾胃。在养好脾胃、保证消化的前提下，可以用 5 克孩儿草、5 克麦冬泡水喝。孩儿草可以消小儿积食，清肝火，麦冬可以养阴清心。

此外，平时煮汤可以加一些石斛、麦冬、百合、白芍、沙参、玉竹等，有助于养阴生津，柔肝护肝。

4. 肝气不舒的孩子大都脾胃不好

常说脾胃不和，很多家长都很重视孩子的消化，但往往会忽视孩子的肝脾不和。肝主疏泄，调畅气机，协调脾胃升降，肝气不舒也会引起脾胃不和。这就是肝脾不和的主要原因。不过，肝脾不和说到底也还是脾虚的问题，需要长期对证调理。

脾虚需要长期调理，饮食是最重要的

孩子的日常饮食一定要注意清淡、少吃多餐、少喝冷饮、少吃寒凉、七分饱。可以适量食用补脾益气、醒脾开胃的食物，如红枣、红豆、蜂蜜、粳米、山药、小米等。给孩子补脾气最好的食药材有太子参和白术。

不能机械地定时定量喂养，要合理控制孩子食量

无论是脾虚还是有其他脾胃不和表现的孩子，首先就是要减轻脾胃的压力。家长做得最不好的，就是不知道孩子究竟有没有吃饱，总是自以为孩子吃得不够。判断孩子吃得够不够、好不好的标准：看脾胃能不能消化、健运！

对于半岁以内的孩子，要每天观察孩子大便有没有奶瓣。如果大便中出现奶瓣，喂奶的次数就要减少，奶粉要冲稀一些，母乳每次不要喂太久。

添加辅食之后，更要每天观察孩子大便，如果大便中有食物残渣，就要减少辅食甚至暂停加辅食。

大一些的孩子，要学会日常观察孩子的舌苔，闻孩子的口气。如果孩子舌苔厚，口气酸臭，就要减少孩子的饮食，调整喂养方式。

不可以过度吃消食导滞的药物

发生积食后家长经常会给孩子消食导滞，但是长期吃消积的药物是会伤

189

阳气的，这点一定要注意。

三星汤是最温和的消食导滞食疗方，因此服用时要搭配素食，平时可以每周 1 次保健预防积食。如果孩子明显积食，可以配合素食连续喝 3 天助消化。

重视健脾补虚

只消积、不健脾，孩子的脾胃难有大改善。健脾补虚，才能彻底改善反复积食的问题，才不会反复脾胃不和。可以用食疗方小儿健脾方、白术佛手汤帮孩子健脾益气，但前提是要重视和控制好孩子的消化，并在孩子没生病时健脾补益。

调理肝脾的食药材，可以选择陈皮、白术、白芍、防风、太子参等，家长可以在煮粥或煲汤的时候，选取以上 2~3 种入锅，每种 3~5 克。

肝气不舒的孩子也可能肾气不足

肝气负责气机的通畅。孩子情绪不好，纾解不开，身体里肝气郁结或气机被阻，上焦的心火不能很好地下行温煦肾水，就会导致孩子肾气不足。肾气不足会进一步伤及脾胃，孩子表现为胃口不好，食欲下降。这类孩子多会有舌苔剥落的情况。

肝气不舒的孩子也会伤阴

孩子情绪不好、压力大，郁结于心，肝火出现，使体内有热，肝火过于旺盛会耗灼伤阴，耗损体内的津液。津液不足，既不能滋润又不能制约阳气，则进一步表现为阴虚火旺。除了一些虚火的明显表现，这类孩子的唇口周围会微微泛青色，这是肝木失衡的表现。

5. 为什么孩子有青筋、脸青青？

有的孩子眼底气池发青，鼻梁、额头有青筋，整体面色青青黄黄，说不上有疾病，但给人的整体感觉就是比较虚，不像别的孩子那样红润健康。确实，孩子出现这些情况，极有可能是因为脾虚，特别是脾和肝的合作出现了问题。

人的脾和肝之间，主要是疏泄与运化、藏血与统血的相互关系。肝气能疏泄、畅达全身气机，并帮助脾胃消化。而脾脏运化的营养，反过来供给了肝脏，肝才能疏泄正常，气机调畅。

在脾与肝相辅相成的循环中，假如某一环节掉了链子，就会立即影响彼此的工作进程，导致孩子身体变虚。

脾与肝的"不良合作"，常导致孩子出现以下情况：

① 脾虚：脾失健运，气滞湿阻，就会影响肝气疏泄。

② 积食：积久化热，导致血运不畅，肝气上逆，迫血上涌，进而导致血液不循环。

③ 情志受伤害：肝主情志。孩子的小情绪如果不及时疏导，会导致情志受损。肝火乱窜，与肝直接相关联的胆汁就不能正常地分泌给脾胃，从而影响食物的消化吸收。

脾与肝的平衡一旦失调，人体气血的运行也会跟着失衡，导致气血瘀滞。气血瘀滞，按照现代医学的讲法，静脉回流受阻，压力增高，就会导致静脉凸起外显，孩子的皮肤上就更容易出现青色的静脉血管，也就是我们看到的青筋。如此一来，我们就知道了，中医总说"青色入肝"，并不是玄学。儿童面部有青筋，真的不仅仅因为皮肤薄！

解密鼻子、额头的 4 种青筋

胃经的循环路线，就是从鼻子旁边开始的，交会在山根中。所以观"筋"，最重要的是观察鼻子，尤其是山根处的青筋。山根位于额头与鼻梁中间、两眼之间的区域。

明清之际的医学家傅山曾说："色青者，肝有风也，青筋横直现者肝热也，直者风上行，横者风下行也。"意思是说，肝脾失衡的时候，肝气会横行，有时候往上蹿，有时候向下行。

孩子山根上的青筋也会因为它行径的不同而有不同走向。

山根青筋横着长：肝盛，容易积食

"横者风下行"，山根上的青筋横着长，表示肝火烧到中焦了，孩子的脾土及胃肠功能就会受到很大的影响。《幼幼集成》里也称，如果孩子吃奶吃得太饱太多，会胃气抑郁，"青黑之纹，横截于山根之位"，表明有一直没调理好的病在身。这样的孩子脾常不足而肝木过盛，平时也会更容易积食。所以，青筋横长的孩子，需要调理积食，消食导滞。

山根青筋竖着爬：津液不足须润肺

"直者风上行"，山根上的青筋就会竖着爬，肝火容易烧到肺部，导致中医所说的"肝旺木火刑金"。肝火过于旺盛会耗灼伤阴。孩子体内津液不足，肺部得不到滋润，就容易出现呼吸系统的疾病。所以，对于青筋竖着长的孩子，护理要着重润肺，多给孩子补充水分。

鼻梁、鼻翼两侧有青筋，嘴巴周围一圈青：情志受损

鼻梁、鼻翼两侧有青筋，嘴巴周围一圈青的孩子，往往是因为肝气不舒、肝火过于旺盛，而这股火极有可能是情志受损导致的。家长可以反思一下，

近期家庭氛围是不是不太好，比如当着孩子的面吵架，呵斥孩子。中医常说"肝藏魂"，肝与儿童的情志关系密切。

看看孩子夜晚是否会惊醒夜啼，平时郁郁寡欢、不爱说话，有时候脾气也不太好，如果出现这些情况，家长不仅要呵护孩子的脾胃，还要在情志方面努力调整，经常与孩子沟通交流，做好疏导工作。

额头泛青色：休息不足，压力过大

如果是额头有青筋，则表明孩子可能休息不足或者压力有些大了。其实，孩子额头、眼角等头面部泛青，和鼻部青筋类似，都是脾虚、肝火过盛的表现，家长还是要注意呵护孩子的脾胃。

6. 肝气不舒的孩子要疏肝解郁，健脾消积

"气不顺"，要从调理肝脏入手，但气郁质的病证通常很复杂，家长用药前建议先咨询医生。

日常调护方面，要加强饮食调理，多吃甘淡温润食物，以少吃多餐为宜，重点护好肝木和脾土。多吃一些能行气、解郁、好消化的食物，如豆制品、花生等，吃前煮软烂；还要适当减酸增甘，如少吃乌梅、石榴、青梅、酸枣等。已经出现脾虚的孩子，应该以健脾为主，可以在茶饮中加点麦芽、陈皮、山楂，再适当用一些莲子、百合等安神食材，帮助舒缓情绪。

注意不能轻易给孩子清肝火，凉茶、清热解毒的药物要少吃，最好不吃。日常饮食也不要吃寒凉清肝的食物，如苦瓜、绿豆汤、白菜等。

不过也要提醒家长，气郁质最重要的是情志调理，不给孩子过多压力，不要对孩子乱发脾气，科学耐心地教养孩子，食疗才会更有效果。

推荐调理药材：白芍、郁金、芡实、山楂、佛手。

Tips 疏泄肝气最好的办法：让孩子早睡！

如果你不懂怎么着手调理孩子，可以先从帮孩子养成早睡的习惯开始。孩子需要充足的睡眠，晚上9点安排睡觉，11点前能够进入深度睡眠。肝风内动，孩子更容易阴虚，体质就会更差，脾气也会越来越暴躁。

7. 小儿推拿辅助保健，呵护肝脾

可以通过小儿推拿辅助保健，比如补脾经300次、清大肠经200次，开天门100次，揉太阳穴50次，平肝经100次，顺时针方向1分钟、逆时针方向3分钟摩腹、揉太冲穴50次。家长在给孩子做推拿的同时，可以和他温柔地交流，重视对孩子情志的呵护。

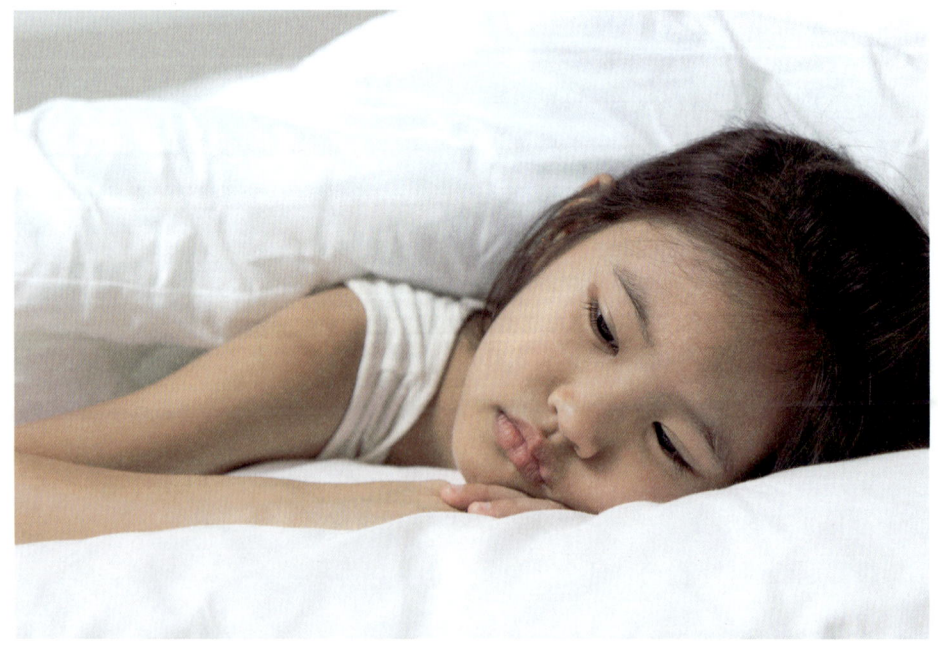

平肝经

疏肝理气

肝经在食指末节螺纹面上，用推法，从食指掌面末节指纹推向指尖。

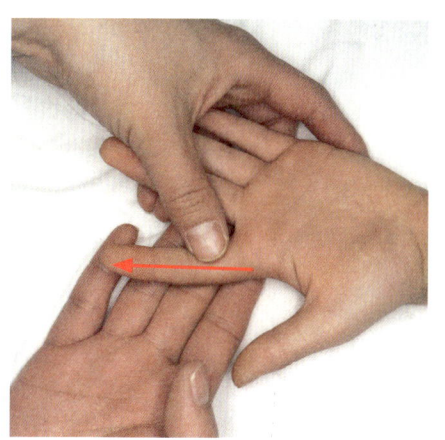

揉太冲穴

消泄肝火

太冲穴位于大脚趾缝往脚背上 4 厘米处。可用拇指指腹揉按。

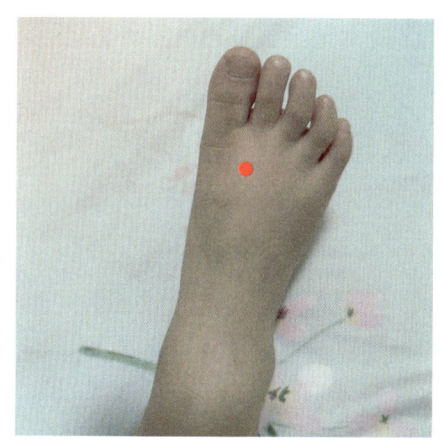

摩腹

调节五脏六腑，促进消化吸收，调节二便

腹部指脐周大腹部，小儿推拿时，用手掌或四指摩，顺时针助消化，逆时针健脾益气。

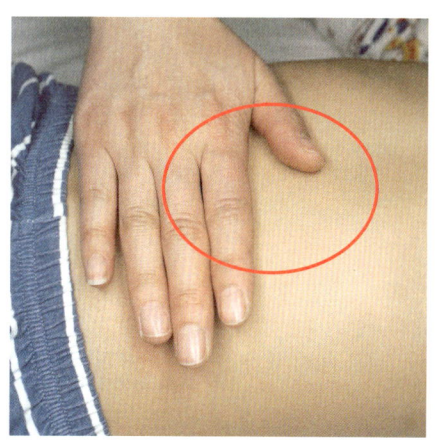

8. 家长要注意给孩子调理情志，不能给孩子过多压力

孩子为什么容易生气哭闹？

孩子生气哭闹除了和孩子的认知有关，还和孩子的情绪控制能力、体质特点有很大关系。

情绪，在中医学中属于情志的范畴，根于脏腑。脏腑的稚嫩不稳定，决定了孩子情绪常敏感多变。主情志的脏腑系统是肝。肝最主导的是"怒"这种情绪，孩子又是"肝常有余"，所以往往显得更容易生气。这是孩子的特点，是一种天性。

▶Tips 七情与五脏的关系。

七情，即喜、怒、忧、悲、思、恐、惊七种情志的变化。七情与五脏、五行相互关联、相互制衡。也就是说，七情会影响脏腑健康；而情绪的产生，也可能是因为脏腑的状态。

大喜伤心：过度喜乐，会使心气涣散，导致心悸失眠、少气无力、注意力不集中，极端情况下甚至会神志失常。

多忧伤肺：过度悲忧，导致肺气耗伤或宣降失常。比较常见的症状是意志消沉、精神不振、气短胸闷、乏力懒言等。

大怒伤肝：大怒常常致使肝气上逆，甚则血随气逆。轻者面红耳赤、暴躁易怒，重者呕血昏厥。

多思伤脾：过度思虑，导致心脾气机郁滞，运化失职，可导致孩子心悸、睡不着觉、吃得少、腹胀、大便溏稀等。

多恐伤肾：过度恐惧，致使肾气失固，气陷于下。常见的症状如大小便失禁。

孩子的情绪起伏大是一个信号

孩子的情绪，不仅仅是管教的问题。孩子性格脾气不好，往往和脏腑功能的问题有关。脏腑功能异常导致孩子容易脾气暴躁、忧虑、过于兴奋

等，这些情绪得不到安抚和控制，又会进一步影响脏腑的功能，孩子越小影响越大。

肝主情志，孩子情绪不好脾气大，与肝息息相关。肝所主的情绪最主要的就是怒，如果肝木过亢，孩子会更容易生气和发脾气。

孩子常闹情绪，只是内在脏腑失衡的一个信号，如果不尽快调理，就容易肝气郁结化火。肝火上炎，肝阳上亢，肝风内动，孩子更容易阴虚，体质就会更差，脾气也会越来越暴躁。

不要轻易喝止孩子哭泣

孩子一哭就喝止他，对孩子身体的伤害极大！

肝木和肺金是相互牵制的，孩子一哭闹，肺气上升的同时，肝气也会随之平顺下去，所以很多时候，人们感到生气、压抑，哭出来就好了。如果不让孩子大哭，肝气就都堵在身体里，越积越多，时间久了就会化热，出现生口疮、感冒发热等问题。

正确的做法是：孩子哭闹的时候，允许他先哭一会，让肝气疏泄而不是压抑。家长自己也先冷静，等彼此情绪都舒缓下来，再进行恰当的教育。

日常家里管束特别严格的，家庭氛围很压抑的，从现在开始，要呵护孩子的情志，同时注重肝气的疏泄。

呵护情志，家长应该这样做

孩子有时爱发脾气，这是正常的，通常通过教育引导就会慢慢改善。但是，如果孩子特别敏感，这在临床上是一种很典型的表现，比如过敏体质的孩子以及严重脾虚、肾虚，体质特别差的孩子，身体对气的统摄能力较差，往往在性格、情绪上就显得更敏感。

这种情况下，家长要特别注意以下 3 点：

护肝：宜疏不宜堵

肝火亢盛，孩子就容易发脾气。给孩子护肝要做到宜疏不宜堵。日常不能处处压抑管束，要多理解尊重。有阳光的时候带孩子到户外走动、晒太阳。日常食疗，可以给孩子煮些陈皮乌梅饮，疏肝理气。

健脾：土虚木亢，脾虚的孩子脾气大

土虚木亢，脾土虚弱会导致肝木的亢盛。脾虚的孩子、过敏体质的孩子脾气一般会比较大。日常除了疏肝理气外，还要帮助孩子健脾益气，银耳杞果饮是很合适的。

补肾：水不涵木，肾虚孩子易暴怒

水不涵木，肾水不能很好地滋养肝木，孩子就很难有好情绪。肾是先天之本，是元气的源头。先天不足的孩子，或者长期严重脾虚导致肾虚的孩子，情绪通常更加敏感。水生木，把肾补养好，肝木的问题自然也就解决了。

饮食上，可以多选择一些黑色入肾气的食物，如黑米、黑豆、黑芝麻，都是不错的。家长可以用这些食材给孩子煮粥喝，比如黑米粥，每周喝 2~3 次就可以了，也不必喝太多。

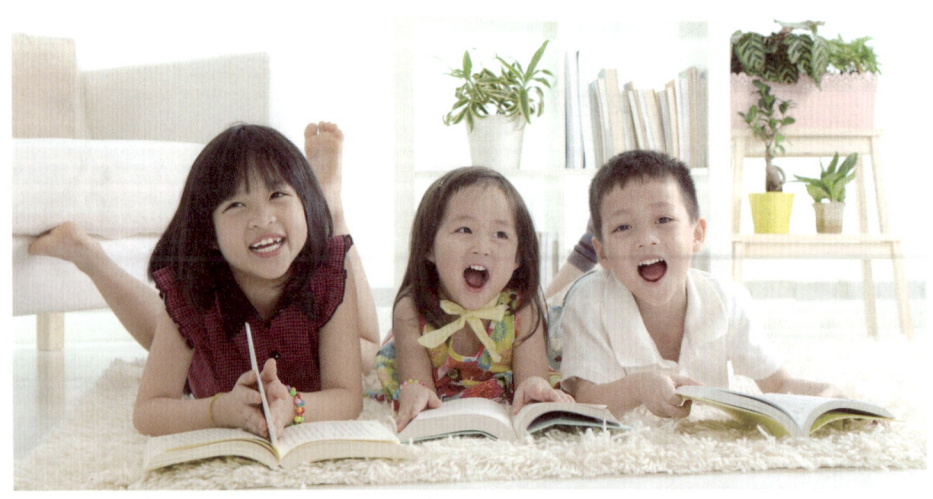

食疗方推荐·陈皮乌梅饮

材 料 陈皮 1~2 克，乌梅 2 枚。

做 法 材料入杯，用热水泡 15 分钟后，温服数次。

功 效 理气护肝，燥湿健脾，适合脾虚湿困体质的孩子。

用 法 2 岁以上孩子对证服用。每周 1~2 次。

食疗方推荐·银耳杞冬饮

材 料 银耳 10 克，枸杞子 5 克，麦冬 8 克，冰糖适量。

做 法 枸杞子洗净，银耳用清水泡发，洗净切去底部的老黄根，撕成小朵；将银耳、枸杞子、麦冬加水同煮 30 分钟，加冰糖调味即可晾温服用。

功 效 补肺益气，滋肾养血，养肝明目。

用 法 3 岁以上孩子对证服用。每周 1~2 次。

食疗方推荐·黑米粥

材 料 黑米 50 克，赤砂糖适量。

做 法 黑米淘洗干净，浸泡一夜。加水用旺火烧沸，后改用小火熬煮至黑米煮烂；待粥浓稠时，放赤砂糖调味，再稍煮片刻即可。

功 效 健脾补肾。

用 法 3 岁以上孩子对证服用。可作为家常食疗。

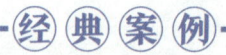

1. 女儿脾气暴躁，爱哭，长不高，是否跟情志有关?

问：家里有四个孩子，都是脾虚，孩子眼袋大，有黑眼圈，舌苔白腻、中间凹陷。现在已按照许教授的方子在调理。其中一个逐渐好转，但其余三个孩子情绪都很暴躁，且身高、体重都不达标，一点小事就哭得撕心裂肺、哭好久。我怀疑孩子们长得不高与情志有关系。这种情况能不能在饮食上做相应的调节?

答：先来归纳一下孩子的问题。

① 家里四个小孩都脾虚。

② 三个孩子脾气暴躁，爱哭，长不高。

③ 孩子眼袋大，眼圈黑，舌苔白、厚腻，舌头中间凹陷。

情志不好确实会影响长高。情志不好，孩子总是暴躁、哭闹，肯定会影响睡眠，孩子的睡眠对长身体特别重要，睡眠不好，会影响生长激素的正常分泌，从而影响生长发育。

此外，这种过激的情绪会引起肝火旺，中医常说"肝木克脾土"，情绪不好会影响脾胃的功能，影响消化，脾胃消化受影响，孩子的营养、生长发育也会受影响。

案例中的孩子，都是眼袋大，眼圈黑，舌苔白、厚腻，舌头中间凹陷，这都是本身脾虚，现在又兼有积食的表现，应该先消积食、助消化，可以配合素食服用三星汤，或者服用保济口服液，等舌苔干净了、口气没了、大便正常了、睡眠也好转的时候，再添加

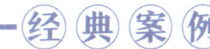

健脾养胃的药材和汤水，如小儿健脾方、白术佛手汤等。

孩子脾虚、脾气大，排除遗传性的体质因素，更多的要考虑喂养方式、家庭氛围是不是有问题，才导致孩子们有这样的体质特征，找到根源，才能对症下药。

2. 孩子胆小怕生，是天生个性原因吗？

问：孩子5岁了，很怯懦，大人问他问题不回答，一直黏着妈妈，要大人多鼓励才敢开口说话，看不到妈妈就会哭闹，该怎么调理？

答：通常来说，孩子怯懦，常紧贴在家长身边，大概率是气虚的缘故。孩子胆小，超过一半不是性格问题，而是体质问题。随着孩子发育成熟，这种情况会慢慢改善。

肾气不足的孩子也会胆小怯懦，很容易受惊吓，感到害怕。反过来，恐惧的情绪也会损伤肾的功能。与这种情绪直接相关的还有胆。胆气一旦不足，就会使人优柔寡断，胆小怕事，这在孩子身上表现的就更为直接了。

改变孩子胆小的有效办法之一是改善体质。肾气足，肝胆健旺，孩子的怯懦就会有所变化。要调补肾水和肝胆，就要从调补脾气着手，最关键的就是让孩子少积食，及时助消化。90%以上的孩子气虚体质、脾气虚，都和消化状态不好的时候家长还继续哄喂相关。

孩子消化情况好的时候，家长要有意识地帮孩子补脾气。每个孩子的情况不同，健脾补气的方法也要相应有所调整。通常来说，补脾气最好的食药材是太子参、白术。很多家长喜欢用淮山，淮山是补脾阴的，要根据情况搭配使用。如果孩子很能吃但还是瘦，是胃强脾弱，就要用到沙参、麦冬等调理。用药要根据孩子具体情况来调整，而不能一成不变。孩子的阳气充沛了，心虚胆怯的问题就会有明显的改善。

此外，胆怯的孩子会特别敏感，需要家长多鼓励，少打击。很多家长喜欢当众批评孩子，说孩子"成绩不好""比某某小朋友差远了"等，这会让孩子更没自信。经常鼓励孩子当众表达，这样锻炼孩子有用吗？是有用的，但是要循序渐进。自信心要一点点地树立，让孩子完成一些力所能及的事，逐渐地，孩子知道自己也可以，自信心就会慢慢树立起来。随着孩子五脏六腑发育逐步成熟，情况就会逐渐改善。